I0406005

CÓMO ATRAER LA SALUD

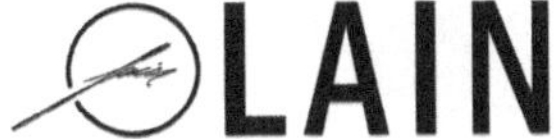

He regalado este libro a:

____

Porque tu vida me importa y mi deseo para ti es que alcances tus sueños.

Firma: ____________________

Cómo Atraer la Salud

Autoedición y Diseño: Laín García Calvo

laingarciacalvo@gmail.com

Reimpresión: junio 2019

ISBN: 9781079451030
Depósito legal: B-27776-2018

IMPRESO EN ESPAÑA / *PRINTED IN SPAIN*

Debes darte cuenta, comprender y aceptar en tu mente lo que tu alma ya sabe. Este libro no ha llegado a ti por casualidad, sino por causalidad.

Si esa fuente creadora que ha creado el universo entero ha traído estas páginas a tu vida, es porque contienen lo que necesitas para obtener lo que deseas.

Y si ha llegado a ti, es también porque ya estás preparado para aceptar estas verdades en tu vida y utilizarlas para obtener el resultado que deseas.

No hay error ni equivocación en que esto haya llegado a ti.

Utilízalo sabiamente...

La ILUSIÓN y un MOTIVO para vivir son el combustible que necesitan los mecanismos naturales de la curación que tu cuerpo YA posee en ese trocito de energía divina llamada ALMA...

BIENVENIDA DEL AUTOR

A los 14 años fui diagnosticado de síndrome de fatiga crónica y fibromialgia. Un año y medio después, era doble campeón de España en natación y estaba entre los 8 mejores de toda Europa. Después de aquello estuve 7 años viajando por todo el mundo siendo seleccionado como uno de los mejores deportistas de mi país por la selección española de natación.

Desde ese momento inicié una búsqueda constante que derivó en una profunda investigación para tratar de contestar a la pregunta:

¿Qué marca la diferencia en la vida de las personas?

No comprendía, aunque sabía que sí ocurría por mi propia experiencia, cómo era posible que alguien con el peor diagnóstico pudiera en tan solo un año y medio, no solo superarlo, sino convertirse en una versión superior a la que era previo a ese diagnóstico.

Aprendí que esas transformaciones no solo ocurren en el campo de la salud, sino también en otras áreas como la economía, las relaciones y, en definitiva, en cualquier situación en la que estuviera involucrado un ser humano.

Me di cuenta de que, lo que la ciencia llama Milagro, y cataloga como algo sobrenatural, en realidad no lo es.

Cientos de miles de casos documentados de personas que han logrado transformar sus vidas en hechos "milagrosos", no podía tratarse de meras casualidades sino de CAUSAlidades.

El problema es que nos han enseñado desde bien pequeñitos a ignorar esas CAUSAS que crean los efectos de esas transformaciones.

Al escribir estas líneas tengo 34 años de edad, y he invertido los últimos 20 años en descubrir la respuesta a esa pregunta:

¿Qué marca la diferencia en la vida de las personas?

Los hallazgos están reflejados en toda la saga de LA VOZ DE TU ALMA que demuestra algo que ya sabemos, pero que habíamos aprendido a ignorar, y por tanto, lo habíamos olvidado:

SOMOS DIOSES CREADORES,
NO VÍCTIMAS

Es común que hoy en día muchas personas hablen del poder del pensamiento, la diferencia es que yo lo he practicado y he obtenido los resultados.

Yo soy la prueba viviente de que estos principios funcionan, y no soy único ni especial, solo he recordado algo que tú ignoras:

EL ALMA HUMANA ES ESE PEDACITO DE LA FUENTE CREADORA DE TODO EL UNIVERSO, QUE PODEMOS DIRIGIR MEDIANTE LA INTENCIÓN DE NUESTROS PENSAMIENTOS, PARA CREAR EL RESULTADO QUE QUERAMOS, CREAMOS EN ESTOS MECANISMOS O NO.

Como descubrirás, nada externo te enferma, y por tanto, nada externo te cura. Porque ni la enfermedad ni la curación están fuera de ti, sino en tu interior.

Todos nosotros tenemos un mecanismo interno creador de circunstancias favorables que, en determinadas condiciones, somos capaces de activar para crear la vida que deseamos.

No fue casualidad que el Universo me pusiera esa prueba delante con tan solo 14 años. Debía descubrir lo que ahora sé, ¡para después poder contárselo al mundo!

No es la MENTE humana la que cura, es el ALMA, pero la mente dirige la intención, que es la energía, hacia el bien o hacia el mal. Tú eliges todo el tiempo.

También he constatado que no existe ninguna enfermedad sin que haya implicado un problema emocional del pasado no resuelto.

Las ganas de vivir y la ilusión por un futuro prometedor son las claves para la sanación, y también la energía elevada y la vitalidad imparable.

No es casualidad que llamara a mis estudiantes ALMAS IMPARABLES, pues cuando el ALMA recupera su poder, ya no hay nada ni nadie que pueda detenerles.

Querido lector, estás a punto de descubrir los secretos que me llevaron del diagnóstico a la vitalidad, y después al éxito en lo que mi alma anhelaba en aquellos momentos.

Para ser un ALMA IMPARABLE necesitas 3 cosas: Propósito (ilusión por vivir), Paradigma (dirigir los pensamientos de la manera adecuada) y Plan (crear hábitos que mantengan el estado que deseamos).

Si llevas años buscando, tengo algo que decirte:

ESTÁS EN EL LUGAR ADECUADO

Si recién empiezas tu búsqueda, tengo algo que decirte:

HAS ACERTADO A LA PRIMERA

Pues desde mi experiencia, no puede haber nadie en el mundo que, aplicando estos principios, no obtenga los resultados que espera.

Durante el estudio y aplicación de estos principios hice dos descubrimientos sensacionales que aportan una nueva dirección en la comprensión de la verdad que nos hace libres:

NOSOTROS CREAMOS LAS CIRCUNSTANCIAS
DE NUESTRAS VIDAS

Pero a diferencia de lo que todos los autores han dicho a lo largo de la historia, descubrí que no es la mente la que crea, es el ALMA, y no es el cerebro el que atrae, es el CORAZÓN.

Nosotros creamos a través DEL PODER CREADOR DEL ALMA, que dirigimos mediante los pensamientos de la mente y que se expande por el campo cuántico a través del órgano de atracción, el CORAZÓN, que, apoyado por el cerebro y lo que la ciencia llama el segundo cerebro, el aparato digestivo, es capaz de crear una señal electromagnética capaz de generar un impacto en la otra punta del Universo conocido y desconocido.

Parálisis por análisis es el mayor mal de las personas que no consiguen sueños. En lugar de pasarte los días negociando contigo mismo acerca de lo que es o no posible para ti, DECIDE y luego aplica, y entonces verás lo que otros nunca podrán.

Porque la FE mueve montañas y consiste en empezar, aun sin ver, para después poder ver.

Decide AHORA qué resultados esperas, y luego gira la página para sumergirte en el viaje más apasionante de toda tu vida.

El viaje hacia recordar lo que tu ALMA ya sabe, pero tu MENTE había aprendido a ignorar y olvidar...

"Un corazón contento hace un rostro bonito".

Jesús de Nazaret

¡NO TE ASUSTES!

Verás que en muchos momentos nombro pasajes de la Biblia y de Jesús. Esto no es un libro religioso, pero hay una razón por la que hago eso.

Como ya aprendiste en *LA VOZ DE TU ALMA* y más adelante volveremos a explicar (porque LA REPETICIÓN ES LA MADRE DE LA FIJACIÓN), tu vida está controlada por las CREENCIAS inconscientes de tu mente.

Esas CREENCIAS no solo se aprenden, sino que muchas se heredan. La ciencia ha descubierto que adquirimos las creencias de nuestros padres, abuelos y bisabuelos.

En la Biblia se dice que es *"hasta la cuarta generación",* y hoy en día, muchas disciplinas como la bioneuroemoción, bioenergética o la biodescodificación hablan también de ello.

Sea como sea, hay una parte de influencia religiosa muy fuerte en nuestra cultura que podría estar creando situaciones indeseables. Nos crearon miedos al pecado, miedo al castigo, miedo a represalias, sentimientos de culpa, etc.

Todo eso, aun a nivel inconsciente, está afectando negativamente a nuestra existencia actual, ¡aunque nosotros no hayamos pisado una iglesia en toda nuestra vida!

Pero...

Tus padres sí. O si ellos no, tus abuelos casi seguro y ni hablar de tus bisabuelos. Han estado todos los domingos escuchando sermones cargados de dogmatismo de una Biblia malinterpretada, creando en nosotros un sentimiento de dependencia en lugar de libertad.

Como decía Jesús:

"La verdad nos hace libres".

Voy a utilizar esos pasajes de la Biblia y de Jesús para descodificar esas creencias que te pasaron de generación en generación, para poder romper la maldición pasada y abrir puertas de bendición.

Al mismo tiempo, también conocerás la verdad sobre la salud y entonces podrás ser libre físicamente, mentalmente y también emocionalmente para disfrutar de una vida más satisfactoria en todos los sentidos.

Por eso, ¡no te asustes! Quizás rechazábamos esos principios por de quién venían, pero no te quedes con el mensajero, quédate con el mensaje.

Y no solo utilizaremos principios espirituales ancestrales como la Biblia o enseñanzas de los grandes filósofos y maestros; sino también usaremos la ciencia para complementarlo.

De esta forma, le hablaremos a nuestra ALMA en su idioma, y a nuestra MENTE racional en el suyo. Así, como decía Jesús:

"Cuando hagamos de las dos una, moveremos montañas".

O como dice la ciencia:

"Cuando elimines los conflictos internos,
podrás lograr lo que quieras".

Independientemente de tu situación actual, podemos llevar tu vida a un nivel superior.

Podemos, ¡y lo haremos!

"¿Acaso no dijo Jesús de Nazaret en la última cena, que aquél que creyera en él, las obras que él hizo, también las haría y aún mayores?

Entonces, ¿dónde está el límite? No existe más límite que el que tú impones con tus pensamientos."

LAIN

¿QUÉ PUEDO HACER POR USTED?

Un dependiente jubilado de una zapatería que vivía cerca de Sant Louis, llamado Sam Londe, empezó a tener problemas de deglución a principios de la década de 1970. Finalmente fue al médico para descubrir que tenía un cáncer de esófago metastásico.

En aquellos días aquello se consideraba incurable y nadie sobrevivía a ello. Era una sentencia de muerte y el médico se lo comunicó en un tono que indicaba lo peor.

Le dijo que para ayudarle a sobrevivir un tiempo más, le tenía que extirpar el tejido del esófago y del estómago. Sam Londe confió en él y lo hicieron.

Al principio le fue bien, pero con el tiempo una ecografía del hígado reveló que se había extendido allí también. El médico le dijo que sólo le quedaban unos meses de vida.

Entonces Londe y su esposa, con más se setenta años de edad, decidieron mudarse a unos 500 kilómetros, en Nashville, donde residían algunos familiares de ella.

A los pocos días, Sam ingresó en un hospital le asignaron un nuevo médico, el doctor Clifton Meador. La primera vez que vio a Londe, encontró a un hombre canijo, sin afeitar, acurrucado en la cama bajo una pila de mantas, con aspecto de moribundo.

Las enfermeras le contaron al doctor que Londe estaba huraño y poco comunicativo desde el día en que ingresó al hospital.

Sam tenía la analítica normal, salvo algunos pequeños parámetros en el hígado, lo cual era comprensible debido a su situación. Todo lo demás parecía normal, así que el nuevo médico le dio una dieta reconstituyente y un poco de terapia física, por lo que a los pocos días Londe ya se sentía mejor.

Entonces comenzó a contarle su vida al doctor...

Sam Londe había estado casado con una mujer a la que consideraba su verdadero amor. No pudieron tener hijos pero habían disfrutado de la vida.

Les encantaba navegar, así que al jubilarse se compraron un velero del que disfrutaban en un gran lago artificial. Pero un día, el muro de contención del lago se derrumbó, y destruyó la casa entera, dejándola sumergida por completo, junto con el cuerpo de su mujer.

Londe sobrevivió de milagro, pero su mujer no lo consiguió. Le dijo al doctor que ese día perdió todo lo que amaba y quería, que aquella noche el agua también se llevó su corazón y su alma.

A los seis meses fue cuando le diagnosticaron la enfermedad y le operaron. En ese momento fue cuando conoció a su segunda esposa, una mujer bondadosa que conocía su situación y decidió cuidarle hasta el final.

El doctor, asombrado, le preguntó: "¿Qué quiere que haga por usted?", y Londe se quedó pensativo. "Me gustaría vivir hasta Navidad, para celebrarla junto a mi mujer y su familia, que se han portado muy bien conmigo.

Cuando le dieron de alta a finales de octubre, Sam se encontraba perfectamente, muchísimo mejor que al llegar. El doctor se quedó sorprendido y entusiasmado por la mejoría de su paciente.

Desde entonces, el doctor iba a visitarlo una vez al mes, comprobando que cada vez estaba mejor, pero una semana después de Navidad, para año nuevo, su mujer volvió a llevarlo al hospital.

El doctor Meador se sorprendió al ver que Londe parecía volver a estar a punto de morir. Al revisarle, solo le encontró un poco de fiebre y una pequeña mancha en el pulmón debido a un poco de neumonía.

Todas las analíticas salieron normales y las pruebas de cultivo no indicaban que hubiera ninguna otra enfermedad. Al cabo de 24 horas, Sam murió.

Cuando le practicaron la autopsia descubrieron que Sam no tenía cáncer, solo algún nódulo sin importancia. Su cuerpo se había regenerado.

Londe no murió de cáncer. Murió porque todas las personas de su alrededor pensaban que sus días estaban contados, y él mismo se puso de fecha límite hasta Navidad.

Reflexiona sobre esto, querido lector...

"¿Qué puedo hacer por usted?"

Del mismo modo que Jesús le preguntaba a los enfermos:

"¿Qué quieres?"

El primer paso para la curación es desear tu propio bien y el segundo es tener un motivo para vivir.

¿EN QUÉ MOMENTO CAMBIASTE DE MUNDO?

Cuando éramos niños el mundo era un lugar maravilloso.

Sentíamos como el Universo conspiraba a nuestro favor, y cada vez que lo necesitábamos este salía a nuestro encuentro y nos bendecía con sorpresas maravillosas, aventuras extraordinarias y momentos únicos que se grabaron en nuestra retina, hasta que...

El mundo comenzó a cambiar. Parecía que ya no escuchaba nuestras oraciones, que no le importábamos, y lo peor, parecía tan ocupado que ya no sentimos que estuviera de nuestro lado, sino más bien al contrario.

Además, nuestros mayores corroboraban ese otro mundo en que todo era más gris, más oscuro, más frío y la melodía empezaba a apagarse. Cada vez que soñábamos y pedíamos, ellos se encargaban de mostrarnos un mundo diferente al que habíamos conocido hasta entonces.

Aunque todos vivíamos en el mismo planeta, nuestro mundo anterior era mejor, pero por alguna razón había desparecido. Así, nuestros adultos comenzaron a llevarnos a su mundo, el de la limitación, la dificultad, la incertidumbre.

Dejamos de tener Fe en que lo mejor estaba por llegar y comenzamos a abrazar la Fe nostálgica de que cualquier tiempo pasado fue mejor.

En La Biblia se dice:

"No crees falsos dioses".

¿Y si lo mejor estuviera todavía por llegar?

Piensa en esto...

Nos han mostrado un mundo en que todo lo mejor ya pasó. Un mundo en que reina la limitación, la escasez, la incertidumbre y el miedo.

Debido a esta creencia, las personas empezamos a competir entre nosotras en busca de nuestro "trozo del pastel", sin darnos cuenta de que la idea de un único pastel a repartir entre tantos es tan solo un concepto erróneo.

No hay un pastel para todos, hay muchos pasteles, unos para cada uno, y no tenemos un trozo, ¡TENEMOS EL PASTEL ENTERO!

Pero el Universo entero vibra, y tu pastel no llega por deseo, sino por conectar con su frecuencia. Paradójicamente, el pastel no llegará hasta que no creas y sientas, de verdad, que él ya está aquí y lo estás disfrutando.

Todos vivimos en el mismo planeta, pero no todos en el mismo mundo. Tu mundo lo determina tu Paradigma, el sistema de Creencias que manejas.

Cuando tú te juntas con personas que piensan en limitación, escasez, enfermedad, problemas, lucha, castigo, etc., estás en ese paradigma y por tanto ese es tu mundo.

Te juntaste con personas que adoraban al dios de la pobreza, la limitación, la enfermedad, el no se puede, el quién te has creído que eres, el no estás preparado, el no podemos, el eres demasiado joven o demasiado viejo, el ya es tarde para ti, etc.

Para mí hay un único Dios, el de la Fe, la victoria, la esperanza, el que me hace ganar triunfos, el que me dice que hay ADN ganador en mi sangre, el que me dice que hay semillas de grandeza en mi interior, el que me dice que soy un purasangre, el que me dice que hay incrementos, promociones y ascensos esperando por mí.

Ese Dios al que sigo, determina en qué mundo vivo. No importa lo que vivan los demás, yo sé en qué mundo quiero estar, y no creo falsos dioses ni escucho a personas que los adoran.

Mi Dios es un Padre que desea darme el Reino y que responde a mis oraciones, que es mi vibración afectando al campo cuántico. Él no juzga, obedece, porque en realidad no hay separación.

Cuando Moisés le preguntó a Dios en la cueva que cuál era su nombre, le dijo:

YO SOY

Di el nombre de Dios ahora: YO SOY.

Repítelo otra vez: YO SOY.

Otra vez: YO SOY.

¿Lo entendiste?

TÚ ERES, si lo dices para ti, es YO SOY. ¡Tú eres Dios!

Y por eso Jesús dijo:

"Sois Dioses, pero lo habéis olvidado".

Mi misión es que recuerdes que, si en algún momento perdiste la salud, la energía o vitalidad, no importa, porque TÚ ERES, "YO

SOY" y, por tanto, tú lo creaste y tú puedes crear algo diferente en ti HOY.

No es el Dios "yo seré", es el Dios "YO SOY", lo que significa que HOY ES EL DÍA EN QUE CAMBIAN LAS COSAS PARA TI...

¿Lo crees?

Hay personas que te dicen que algo es incurable, IN-CURABLE significa "curable desde dentro".

Jesús dijo, una y otra vez, cuando sanaba a los enfermos:

"TU FE TE HA SALVADO".

Nunca dijo "yo te salvé", ¡no!, sino que la propia Creencia de la persona en que Jesús podía salvarle hacía que el milagro se produjese. Como el efecto placebo cuando tomas un medicamento, Jesús era el placebo que activaba la creencia de las personas.

Él conocía los principios de LA VOZ DE TU ALMA, y nos dijo:

"Los MILAGROS que yo hago,
también los harás tú, y aun mayores".

Entonces, amado lector, tú eres el creador en tu vida, por lo tanto, ¿qué te gustaría crear ahora?

Piensa en ello porque desde el momento en que gires la página, empezamos.

¿Estás listo?

No creas en falsos dioses de limitación, cree en el Dios YO SOY y añade detrás lo que tú quieras llegar a ser.

En la Biblia se dice:

"Aquiétate y sabe que YO SOY Dios".

Así qué relájate, tranquilo, está todo en las manos de tu Dios creador, tu YO SUPERIOR, y tienes a tu ALMA de tu lado que hace de intermediaria.

¿Qué puede fallar?

Juntos sois mayoría...

¿Puedes llegar a concebir en tu mente que realmente te mereces lo mejor?

¿Puedes concebir no solo que te lo mereces, sino que es posible para ti?

¿Puedes concebir no solo que te lo mereces, que es posible para ti, sino que además ya viene de camino?

Si puedes hacerlo, entonces solo te queda disfrutar del proceso, porque si sabes que eso es un hecho, que no hay otra opción y que vas a tener una vida mejor, entonces ¿sabes qué? ¡Estás en FE!

Y según tu FE te es dado, o sea, tu capacidad de disfrutar de tu vida ahora, para tener una vida todavía mejor después.

Un mundo en el que los sueños se cumplen y el Universo entero conspira a tu favor.

Queremos que vivas mejor, una vida extraordinaria, porque todos somos uno y, si tú te conviertes en tu mejor versión, también te convertirás en un buen espejo en el que el resto de las personas se puedan reflejar.

¿Lo crees?

Tu FE te salva y tu FE te da.

¡QUIERO QUE VOLVAMOS A NUESTRO MUNDO!

Tú ya sabes a cuál me refiero, amado lector, al mundo donde la voz de nuestra alma nos guía y nos trae bendiciones a millones. Ese Universo que nos promueve, nos ensalza, nos incrementa los éxitos y del cual salimos victoriosos.

Volvamos a recuperar nuestra FE, a creer en un Dios de la abundancia, volvamos a nuestro mundo, amado lector.

¿Me acompañas?

Vivimos en un mundo psicosomático.

"Psyche" en griego significa alma y *"somas"* significa cuerpo. El alma enferma el cuerpo. El alma también lo cura.

Nos enfermamos porque pasamos más tiempo en la mente que en el alma. Ha llegado el momento de volver al origen. Regresar a casa para sanar.

LOS BENEFICIOS QUE OBTENDRÁS AL LEER Y APLICAR ESTOS PRINCIPIOS

1. Aumentarás tus niveles de energía y vitalidad

Cuando liberas a tu cuerpo de las toxinas que lleva años acumulando, de repente recuperas una cantidad de energía capaz de conseguir cualquier meta que te propongas.

Un torrente de vitalidad brotará de tu cuerpo para conectarse con la energía universal y crear una vida extraordinaria.

2. Mejorarás tus relaciones

La energía alta también mejora el estado de ánimo. Piensa en esto...

Cuando estás cansado, ¿eres más o menos tolerante con los demás? Por supuesto, mucho menos. Y todo es por tu falta de energía. Un cuerpo enfermo o intoxicado hace que nuestros pensamientos y emociones vibren como él, porque vibraciones similares vibran juntas.

Así que si la vibración de tu cuerpo es baja, atraerá pensamientos bajos, emociones bajas y tus acciones serán bajas.

En cambio, cuando tienes energía y vitalidad a raudales, no solo eres más tolerante, sino que además eres capaz de entregarle tu mejor versión a todo el que te rodea.

3. Mejorarás el rendimiento en tu negocio

Seamos claros, para volverte millonario necesitas ser un IMPARABLE. Todo es energía y la energía es magnética, así que no solo atraerás mejores oportunidades, sino que las crearás.

Para manifestar grandes propósitos necesitamos concentrar una gran cantidad de energía en un punto para que se manifieste en materia. Y cuanto más grande sea esa materia, más energía necesitará.

4. Obtendrás más claridad

Vibraciones similares vibran juntas, por lo tanto, cuando tu energía es baja atrae bajeza de pensamiento. Es prácticamente imposible resolver problemas desde el mismo lugar donde se crearon.

Además, cuando despejas tu energía despejas tu mente, entonces ella te da mejor información y se conecta mejor con tu alma, y las dos juntas ¡son IMPARABLES!

5. Aumentarás tu señal electromagnética e impactará mejor al campo cuántico con tus visualizaciones.

Más adelante te hablaré de tu ANTENA. Tú emites una señal electromagnética al campo cuántico que hace que este se mueva en la dirección en que tu vibración se lo indica.

Cuando limpias tu señal y la expandes, obtienes un mayor poder de atracción y de creación. Además, accederás mejor a la 5ª Dimensión, la mente SUPRACONSCIENTE, para poder hacer creaciones únicas hechas especialmente para ti.

6. Te volverás una persona más atrayente.

Atrayente y Atractiva. Las personas queremos lo que no tenemos y piensa en esto:

¿Cuánta gente adulta ves hoy en día que tenga unos niveles de energía y vitalidad altos?

Yo te diría que menos del 3% de la población, y como es tan escaso, entonces se vuelve más valioso. Todo el mundo quieres estar al lado de alguien activo, alegre, con ganas de hacer cosas, en definitiva, todo el mundo quiere estar al lado de un alma imparable. ¿Sí o sí?

Pues tú vas a ser una de esas personas a las que todo el mundo querrá tener cerca.

7. Liderarás tu vida a un nivel superior.

La persona con la que pasas más tiempo en tu vida eres tú. Tener los niveles de energía para poder hacer frente a los problemas y limitaciones que marca tu mente condicionada es el primer paso para una vida superior.

Cuando te vuelves líder de ti mismo, empiezas a ser creador, no víctima, y se abre ante ti un Universo de posibilidades infinitas que conspira a tu favor.

¿Cómo vas a construir una vida impresionante si estás exhausto?

Es momento de recuperar tu energía, tus ganas, tu entusiasmo, en definitiva, es tiempo de CONVERTIRTE EN TU MEJOR VERSIÓN DE TODOS LOS TIEMPOS.

¿Quieres?

Pues para ello vamos a trabajar con **LA TRIADA DE LA SALUD**, que consta de 3 partes:

-PENSAMIENTO

-MOVIMIENTO

-ALIMENTO

Los pensamientos los trabajaremos en la primera parte de este libro, PRINCIPIOS DEL MUNDO METAFÍSICO / CUÁNTICO, y los movimientos y alimentos lo haremos en la segunda parte, PRINCIPIOS DEL MUNDO FÍSICO / MATERIAL.

Antes de entrar en materia, amado lector, quiero decirte algo:

TÚ TIENES UN TESORO EN TU INTERIOR

Es fácil pensar que hemos alcanzado nuestros límites en la vida, que nuestra salud ha llegado a un punto de no retorno. ¿Sabes? Creo que el Universo no te habría dado un sueño si no tuvieras la oportunidad de lograrlo.

A veces, el desafío está en sacar ese potencial, porque está enterrado en tu interior. Es un tesoro escondido. Hay semillas en tu interior que todavía no han brotado. Quizás creas que has aprovechado todos tus recursos, déjame decirte que todavía hay muchos más.

Pero no importa qué tienes dentro, lo importante es lo que sacas. No puedes morir con el tesoro aún dentro. Hay una bendición en ti lista para ofrecerle al mundo y que nadie más tiene.

Si tuvieras el don de alguien más, entonces serías ellos. No se te creó para ser ellos, se te creó para ser TÚ. Deja de compararte con alguien más, has sido creado de forma maravillosa.

En la Biblia se dice:

"Y a aquel que es poderoso para hacer todas las cosas mucho más abundantemente de lo que pedimos o entendemos, según el poder que actúa en nosotros".

Lo que significa es que se nos dará mucho más incluso de lo que nos atrevamos a pedir, siempre y cuando actuemos y vayamos a por ello.

**SI TÚ HACES TU PARTE,
EL UNIVERSO HACE SU PARTE.**

Si andas por ahí diciendo que provienes de la familia equivocada, que tienes malos genes, que eres común, etc., por favor deja de denigrarte, de subestimarte, o dejarás a tu tesoro enterrado.

La ciencia dice que cada 7 años se regeneran todas las células del cuerpo. Esto significa que dentro de un tiempo, tú puedes TRANSFORMAR tu cuerpo por completo, porque los pensamientos afectan a la materia, y si además lo refuerzas con buenas acciones, entonces tu cambio es inevitable, ¡vas a convertirte en la visión que LA VOZ DE TU ALMA ya te dio!

En la Biblia se explica como Dios le prometió a Sara que iba a ser madre, pero fisiológicamente era ya imposible, pues ya habían pasado sus años fértiles. Entonces pensó que esa promesa le llegaría a través de alguien más, al menos, eso era más lógico y tenía más sentido para su mente.

Sara unió a su esposo Abraham con una de sus siervas y tuvieron un bebé. Ella expresó su gratitud a Dios por la promesa cumplida, pero Dios le replicó:

"No Sara, no es en ellos en quien puse la promesa, ¡LA PUSE EN TI!"

Dios le estaba diciendo que aún había un tesoro enterrado en ella, pero Sara se estaba autosaboteando y no dejaba que se manifestara lo que Dios quería hacer con ella.

¿Te has dado cuenta de las veces que nosotros hacemos lo mismo?

"No puedo lograrlo", "no puedo tener éxito en ese negocio", "no puedo recuperar mi salud", "soy ya demasiado viejo", "quién me va a querer a mí", "las cosas están muy mal"; y pensamos siempre que los demás sí, pero nosotros no.

Pero no importa lo mucho que te maltrates negándote las bendiciones, el Universo te dice todo el tiempo lo que le dijo a Sara:

NO PUSE LA PROMESA EN OTROS, PUSE LA PROMESA EN TI

Tengo la certeza y la seguridad que si el Universo puso un sueño en tu corazón, es porque ya está listo para su manifestación.

SI EL UNIVERSO PUSO UN SUEÑO EN TU CORAZÓN, ¡ESTÁ LISTO PARA SU MANIFESTACIÓN!

Tienes tu tesoro enterrado en las dudas, los fracasos y las desilusiones del pasado, pero sigue estando en tu interior. Y puede que tú te hayas disuadido de que ya no está disponible para ti, pero toda esa negatividad no ha disuadido al Universo, que sigue fiel a su promesa.

Cuando Sara tenía casi 100 años, dio a luz un hermoso bebé llamado Isaac. El tesoro por fin salió a relucir. No sucedió mediante alguien más como ella pensaba, **el grandioso poder del Universo se manifestó cuando ella escogió CREER**.

TUS BENDICIONES APARECEN
CUANDO ESCOGES CREER

Sara despertó del trance hipnótico y lo convirtió en un sueño lúcido. Se dio cuenta de que todavía había vida en su interior, que tenía semillas de grandeza esperando germinar, que era una elegida del Universo para crear una vida mejor. Se dio cuenta de que era su destino, que tenía dones, promesas esperando ser reveladas.

Quiero que encendamos tu fuego otra vez, ese mismo que liberó a Sara.

Te comprendo perfectamente, muchas veces en mi vida me mantuve al margen celebrando los éxitos de los demás. Viendo las victorias en sus vidas, hasta que me di cuenta que:

**EL UNIVERSO QUIERE HACER
ALGO SOBRENATURAL EN MI VIDA**

Amado lector, tú tienes que hacer lo mismo. No es demasiado tarde, no eres muy viejo, no se ha terminado para ti porque el Universo es fiel a su promesa.

**QUIZÁS PAREZCA IMPOSIBLE,
PERO EL UNIVERSO PUEDE HACER LO IMPOSIBLE**

Cuando eliges CREER, igual que le pasó a Sara, **¡VAS A DAR A LUZ ESAS PROMESAS!**

En la Biblia se cuenta que cuando Sara se enteró que iba a ser madre con casi 100 años, ella no se lo creía, se echó a reír, le decía a Abraham que su época fértil ya pasó.

Déjame decirte algo:

ES TAN FÁCIL CONVENCERTE DE QUE ES IMPOSIBLE,
COMO HACERLO DE QUE SÍ ES POSIBLE

Así que si de todas maneras te tienes que convencer,

¿por qué no hacerlo a tu favor?

Cuando empiezas a practicar los principios de LA VOZ DE TU ALMA, debes saber que el Universo está haciendo un camino, aunque no lo veas.

Y puede que me digas,"LAIN eso suena bien, pero no veo la manera de poder sanar. Esta enfermedad ha estado en mi familia por tres generaciones", y ¿sabes?, si sigues hablando de esa forma, ¡serán cuatro generaciones!

TENEMOS QUE ROMPER LA MALDICIÓN
Y CONVERTIRLA EN BENDICIÓN

El problema es que tenemos demasiadas creencias que nos impiden avanzar. Damos por hecho que las cosas son como son, y lo son hasta que dejan de serlo.

No puedes quedarte en la mediocridad de una vida limitada por cosas que otros dijeron acerca de cómo esta debía ser, ¡tienes el poder de DECLARAR cómo tus cosas deben ser!

SI CAMBIAS TUS CREENCIAS CAMBIAS TU VIVENCIA

No necesitas que nadie te diga lo que es o no posible para ti, ¿qué van a saber ellos de lo que la voz de tu alma te susurra? De hecho, nos enfermamos en el cuerpo, las finanzas o las relaciones por escuchar opiniones ajenas de cómo deben ser las cosas y qué es lo lógico y "normal".

¡Yo no quiero ser normal! ¡Yo quiero ser SOBRENATURAL!

¿Y tú? ¿Qué quieres ser?

Porque tú eres, o bien lo que los demás dicen de ti, o bien lo que el Universo dice de ti. Solo elige.

¿Por qué no piensas que el curso de la batalla está cambiando a tu favor? Cree que el mundo ha dejado de darte la espalda y se une a ti para alcanzar la gran victoria final.

¿Por qué no iba a ser así?

Al fin y al cabo, el Universo responde a nuestra vibración. No juzga, obedece. Si puedes cambiar la manera en que te comunicas contigo mismo, ese nuevo mensaje llegará al campo cuántico para traer nuevas bendiciones a tu vida.

Puede que creas que lo tuyo no tiene remedio, porque son muchas generaciones de derrotas y fracasos. Creer que porque nuestros padres, abuelos y bisabuelos, tres generaciones atrás, tuvieron fracasos amorosos, enfermedades, mala economía, etc., ya por eso nosotros también.

Puede que las tres generaciones atrás no pasaran buenos momentos, pero tú vas a crear LA PRIMERA GENERACIÓN de triunfadores, ganadores, abundantes, prósperos, saludables de tu estirpe.

A partir de ti, será la PRIMERA GENERACIÓN de bendiciones en tu familia, porque tú vas a romper la maldición pasada. El Universo te ama demasiado para dejarlo pasar, Él abrirá puertas que nadie podrá cerrar jamás.

Muchas veces oímos lo que no podemos hacer, pero yo voy a decirte hoy lo que sí puedes hacer. Tú puedes estar sano, tú puedes vivir próspero, tú puedes triunfar, tú puedes brillar, tú puedes restaurar tu vida y llevarla donde siempre tuvo que estar.

Tú puedes vencer cada dificultad y establecer un nuevo estándar para tu familia. No eres común, no eres uno más, eres lo más. Hay un tesoro en tu interior.

Para poder desarrollar esos dones, debemos ir de lo seguro a lo inseguro. Como cuando Jesús caminó sobre las aguas, si quieres caminar sobre agua debes salir de la barca.

A veces, un desafío es la vía de entrada a nuestra mayor bendición.

Cuando conoces a alguien que tuvo desafíos económicos y los enfrentó, ahora es millonario y disfruta del dinero porque aprendió a crearlo y manejarlo gracias a esa dificultad. O cuando conoces a alguien que ha sufrido una enfermedad grave y la supera, luego son las personas más energéticas y vitales.

Escuché la historia de un niño que entró en una propiedad en la que había un perro. Para hacerlo había tenido que usar una escalera y saltar una cerca de un metro y setenta centímetros. Cuando el perro se dirigió a él con ganas de morderle, el niño ni se lo pensó, fue corriendo a la cerca y con una habilidad sobrenatural se agarró del borde y la saltó.

La misma cerca en la que había necesitado una escalera para

entrar, pudo saltarla sin escalera y lo único que cambió fue un perro tratando de morderle.

Muchas veces en nuestra vida creemos que para tener más dinero, para sanar, para tener más energía y vitalidad, unas mejores relaciones, etc., creemos que necesitamos algo, una escalera. Pero lo único que necesitamos es un perro.

Ese perro tiene forma de enfermedad, de problemas económicos, de malas relaciones, todo eso lo usa el Universo para hacernos saltar la cerca que nos separa de nuestros sueños.

LOS DESAFÍOS SON UNA LLAMADA A LA ACCIÓN QUE NOS IMPULSAN EN UNA NUEVA DIRECCIÓN

En la Biblia se dice:

"Aviva tus dones".

El Universo te llevará a un lugar diferente, y utilizará tus desafíos para convertirlos en bendiciones. Él no dejó a nadie fuera, tú estás dentro, ÉL quiere darte su favor, y no parará hasta conseguirlo contigo.

Tienes un tesoro en tu interior y nadie va a poder enterrarlo nunca más.

¿Lo crees?

NADA PUEDE HACERNOS TANTO DAÑO COMO NUESTROS PROPIOS PENSAMIENTOS

Un estudiante de postgrado de 26 años de edad llamado Fred cayó en una profunda depresión, producida por la ruptura con su pareja.

Un día, Fred vio un anuncio en el periódico de un ensayo clínico con un fármaco antidepresivo nuevo. Decidió participar. Cuatro años antes ya había tenido un brote depresivo y el médico le había recetado un producto a base de amitriptilina, pero se había visto obligado a prescindir de él por la somnolencia que le provocaba.

El medicamento del pasado era demasiado fuerte para él y ahora esperaba que este nuevo le hiciera el mismo efecto pero sin los efectos secundarios.

Después de un mes de tomar el nuevo medicamento, decidió llamar a su novia, pero volvieron a tener una fuerte discusión, y en un arrebato después de colgar, agarró el frasco de pastillas y se tomó las 29 que quedaban con intención de suicidio.

Sin embargo, al instante se arrepintió, salió de casa corriendo y en mitad de la calle se desplomó. Una vecina que les escuchó gritar se lo encontró tirado en mitad de la acera.

Fred se estaba retorciendo de dolor mientras le contaba a la vecina lo que había hecho, pero que no quería morir, así que esta le llevó directo al hospital.

Llegó a urgencias pálido, sudoroso, con la tensión 80/40 y a más de 140 pulsaciones por minuto. Respirando agitadamente sin parar de gritar que no quería morir.

Cuando los médicos le miraron, se dieron cuenta de que lo único que tenía era la tensión baja, el ritmo cardiaco acelerado y la respiración algo agitada.

Le hicieron análisis de sangre y orina. Le preguntaron qué medicamento había tomado, pero él no recordaba el nombre. Les explicó que era un antidepresivo experimental en un ensayo clínico.

Les dio el frasco vacío, pero en la etiqueta no ponía nada.

Al cabo de cuatro horas, después de comprobar que los análisis eran completamente normales, llegó un médico que había participado en el fármaco experimental.

Le dijo a Fred que había estado tomando placebo y que esas pastillas no contenían ningún fármaco. Milagrosamente a los pocos minutos Fred volvió a la normalidad.

Los médicos experimentados dicen que no hay paciente de una enfermedad terminal sin que años atrás haya sufrido algún incidente en su vida que le haya quitado la ilusión y las ganas de vivir.

Por lo tanto, la curación no está en un hospital ni en un medicamento. La curación está en nuestro interior. Necesitamos recuperar la ilusión. Un motivo por el que vivir...

Necesitas conocer cuál es tu TIERRA PROMETIDA, para poder sobrepasar el desierto de tu circunstancia actual y entrar de lleno en lo que será una auténtica VIDA BENDECIDA.

¿CÓMO UTILIZAR ESTE LIBRO?

Aquí te propongo varias maneras en que le sacarás el máximo partido a estos principios universales que transformarán tu salud, para siempre...

1. LEE Y HAZ LOS EJERCICIOS

La gente lee por entretenimiento, pero si quieres un cambio en tu vida, tienes que leer por TRANSFORMACIÓN.

Para que tu vida se transforme, tenemos que renovar tu mente, pues como decía San Pablo:

"Somos transformados por la renovación de nuestras mentes".

Y una mente no se renueva de manera pasiva, sino de forma activa. Implicándote en la lectura, en los ejercicios, y compartiendo estos conocimientos con las personas que te rodean.

El Universo funciona por la ley dinámica de DAR y RECIBIR, en este orden.

Cuanto más le des a este libro más te dará él a ti. Esta es la razón por la que tantas personas que se descargan PDFs gratis de otros autores y no obtienen nada, pues no están aplicando los propios principios que aparecen en ellos.

Cuando pagas el precio, lo lees, haces los ejercicios, y lo repites una y otra vez hasta obtener lo que deseas, entonces tú le estás dando a tu sueño, y él te dará a ti multiplicado al 101%.

2. HAZ LAS DECLARACIONES

Los lectores de la saga de LA VOZ DE TU ALMA tenemos un dicho:

NO ESTÁS DESTINADO, ESTÁS PROGRAMADO

Pero si cambias tu programación, cambias completamente tu destino. Ya te han estado declarando en derrota y fracaso, cada vez que te dijeron que no lo ibas a poder lograr, que eres demasiado viejo o demasiado joven, que no tenías posibilidades, que no era tu momento, que ya era tarde, que te faltaba algo, que eras mediocre o promedio, etc.

No importa nada de eso, lo importante es lo que tú vas a declarar para ti mismo a partir de ahora. Estas son las DECLARACIONES de LA VOZ DE TU ALMA:

YO SOY LÍDER, NO SEGUIDOR

ESCUCHO LA VOZ DE MI ALMA

**POR MUCHOS NO DE MI PASADO,
HAY UN GRAN SÍ EN MI FUTURO**

**NO VENGAS A HABLARME DE DERROTA Y DE FRACASO,
¡YO HABLO DE VICTORIA, FE Y ESPERANZA!**

**NO IMPORTA DE DÓNDE VENGO,
IMPORTA DÓNDE VOY**

**Y EN MI VIDA SE ABREN PUERTAS DE BENDICIÓN,
PORQUE ¡YO SOY IMPARABLE!**

¿Qué pasaría si te repitieras esto con alta intensidad emocional? Debes decirlo con convicción. Ponte de pie, coloca tu mano en el corazón y repítelas conmigo creyendo lo que dices:

YO SOY LÍDER, NO SEGUIDOR

ESCUCHO LA VOZ DE MI ALMA

**POR MUCHOS NO DE MI PASADO,
HAY UN GRAN SÍ EN MI FUTURO**

**NO VENGAS A HABLARME DE DERROTA Y DE FRACASO,
¡YO HABLO DE VICTORIA, FE Y ESPERANZA!**

**NO IMPORTA DE DÓNDE VENGO,
IMPORTA DÓNDE VOY**

**Y EN MI VIDA SE ABREN PUERTAS DE BENDICIÓN,
PORQUE ¡YO SOY IMPARABLE!**

¡Muy buen trabajo, amado lector!

Y sí, sé que parece sectario, que es una locura y que no tiene sentido, pero ya estoy cansado de hacer cosas con sentido que no me llevan a la vida que deseo, ¿y tú? **Prefiero ser un loco feliz y con una salud imparable que un cuerdo enfermo**. ¿Qué opinas?

Deja que los demás se rían de lo que lees, de lo que haces, de lo que sientes, y mientras tú enfocas toda tu energía y atención en aprender a CÓMO ATRAER LA SALUD.

3. SIEMBRA SEMILLAS DE BENDICIÓN

Amado lector, a menudo solemos pensar que nuestros actos no tienen sentido, que no podemos crear un impacto en el mundo, pero estamos equivocados.

Y nunca sabemos cuándo esto va a suceder. **SEMBRAR SEMILLAS DE BENDICIÓN significa ser un BENDECIDO PARA BENDECIR, porque toda esta información que ahora vas a recibir, sin duda bendecirá tus relaciones, y al compartirla con tu entorno, también bendecirá las suyas**.

Y puede que el efecto no sea inmediato, pero sí será permanente cuando estas semillas broten. Sin importar lo que estas tarden en hacerlo, ten por seguro que cada acción genera una reacción, así que tus semillas serán la causa que generará el efecto de una bendición en la vida de los demás.

Escuché una historia de unos arqueólogos que encontraron unas semillas en la tumba de un faraón, que databan de más de 4.000 años de antigüedad. Los científicos trataron de averiguar si todavía había vida en ellas, así que las plantaron en tierra fértil y observaron.

A las pocas semanas, un tallo verde empezó a asomar por la tierra. No podían creerlo, después de tantos miles de años, y solo estaban esperando el momento justo para poder desarrollarse.

Ahora voy a pedirte que durante la lectura de este libro, cada vez que te guste un párrafo o una página, le hagas una foto y la compartas en tus redes sociales poniendo: SEMBRANDO SEMILLAS DE BENDICIÓN y el hashtag #lavozdetualma

También verás algunos recuadros donde te lo recordaré junto a las declaraciones que también haremos continuamente. Además, de vez en cuando verás páginas donde habrá frases específicamente diseñadas para crear ese impacto en los demás cuando tú las compartas.

Puede que creas que tu impacto será pequeño, pero no es verdad. Hay semillas de grandeza en el corazón de cada ser humano que tú con esto ayudarás a despertar.

Y no importa si esas personas que vean lo que tú has compartido todavía no están preparadas para recibirlo, pues cuando llegue el momento, esas semillas que plantaste brotarán en sus corazones y bendecirán sus vidas gracias a tu gesto. Hazlo y sé un **BENDECIDO PARA BENDECIR** sembrado Semillas de Bendición por doquier.

GRACIAS GRACIAS GRACIAS

4. CREA TU PROPIO GRUPO DE ALMAS IMPARABLES

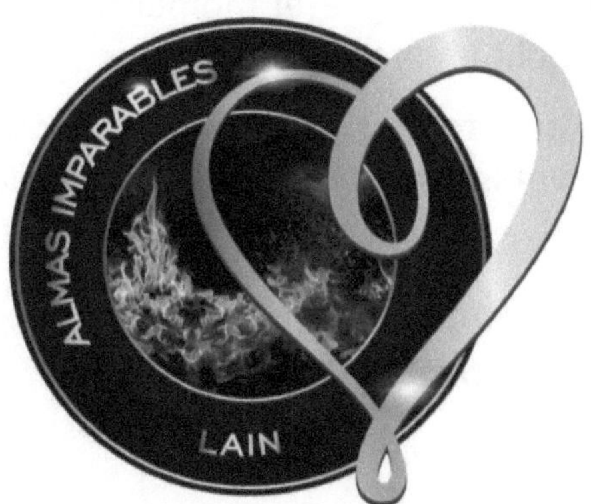

Durante la lectura de este libro, verás que hay una parte más metafísica o cuántica, donde practicaremos los principios de la saga de LA VOZ DE TU ALMA aplicados a la salud.

En ese momento, es importante que generes experiencias reales y las representes con personas que tengan tu plena confianza, tu grupo de ALMAS IMPARABLES.

En la segunda parte, aprenderás las habilidades del mundo físico o material. También necesitarás gente para practicar, porque ¿sabes qué?

¡Vas a atraer mucha salud!

Con la primera parte de este libro lo harás, pero en la segunda te prepararás para recibirlo.

No hay nada peor que llegue la oportunidad y perderla por no estar preparado, ¿no crees? Así que tienes que buscar aliados que también quieran la salud para cumplir sueños mayores, y crear un grupo con el que os podáis reunir una vez a la semana y practicar estos principios.

Un montón de información valiosísima y que necesitas practicar y dominar para cuando llegue el momento en que la vida te reclame para cumplir un propósito superior.

Además, sabes que todo es VIBRACIÓN y que vibraciones similares vibran juntas. Necesitas crear un entorno que cuide tu vibración, porque...

**PARA TENER AMOR,
¡NECESITAS VIBRAR EN AMOR!**

¿Cómo crear el grupo?

Piensa en cinco personas a las que les interese el tema y quieran tener más salud, energía y vitalidad en su vida (no importa si ya la tienen o no, porque estos principios también ayudan a llevar su energía a un siguiente nivel).

¿Has pensado en esas cinco?

Muy bien, ahora, hazle una foto a este libro.

¿Lo tienes?

¡Genial!

Escribe sus nombres:

-

-

-

-

-

Ahora mándales un whatsapp a esas personas con la foto del libro y diles que este es tu objetivo y que quieres estudiar estos principios con alguien que quiera pasarlo bien y dirigirse hacia una salud sin límites.

O diles lo que quieras, ¡tú las conoces mejor que yo!

Pero crea un grupo en el que generéis energía y se sumen las vibraciones. Está demostrado que cuando se juntan personas en vibración similar, el poder de atracción no suma, ¡multiplica! Así que lo lograréis todos antes.

IMPORTANTE: no todos lo lograréis al mismo tiempo, pero cuando tú lo consigas no les dejes tirados, sigue en el grupo hasta que todos lo consigáis. Haced este pacto en la primera sesión, antes de empezar.

Decid:

¡SOMOS UN EQUIPO Y NO VAMOS A DEJAR A NADIE ATRÁS!

TODOS LOS QUE ESTAMOS AQUÍ VAMOS A ATRAER LA SALUD, Y SOMOS ALMAS IMPARABLES, ASÍ QUE NO NOS DETENDREMOS HASTA QUE ESTO SEA UN HECHO.

¿Tienes dificultad para encontrar tu grupo?

Entra en nuestro grupo de FACEBOOK:

ALMAS IMPARABLES -LAIN

Allí podrás preguntar por más personas.

Otra cosa importante: en el grupo de almas imparables, **CASAOS CON VUESTRO SUEÑO.**

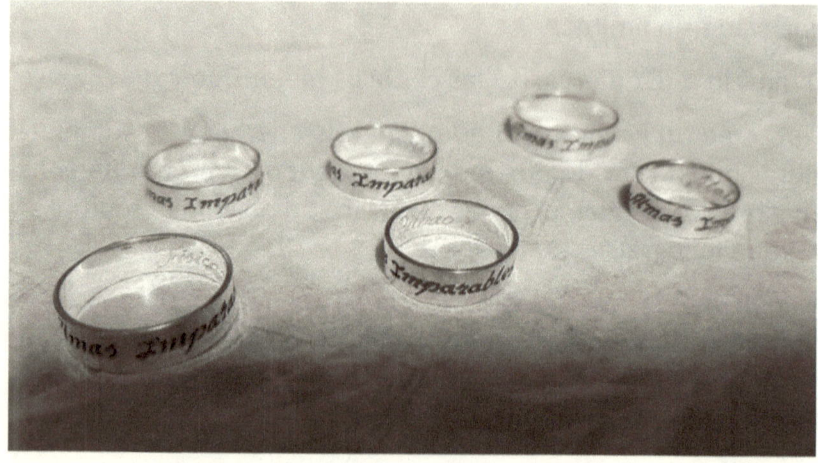

Estos anillos pertenecen a un grupo de almas imparables, que crearon sus propias alianzas para casarse con su sueño. Lo que hicieron es poner en el exterior "almas imparables" y en el interior pusieron su sueño para este año, con el que iban a trabajar utilizando los principios de la saga de LA VOZ DE TU ALMA.

Al casarte con tu sueño permites que el Universo te ponga delante a las personas y situaciones adecuadas, porque te casas contigo y tu anhelo del alma, dejando espacio a las posibilidades infinitas.

El compromiso nunca es con algo o alguien externo, sino contigo mismo y tus sueños. Ese anillo os recordará qué es aquello que anheláis y que realmente hay un compromiso para lograrlo.

Cuando sientas miedo, dudas o preocupaciones; cuando sientas pereza o pierdas la Fe, mirarás el año y sabrás que tus sueños no son negociables porque eres IMPARABLE.

¡CÁSATE CON TU SUEÑO... Y NO LE SEAS INFIEL!

Ese anillo te recordará lo que quieres, y cualquier cosa que no sea eso, no la cogerás, la evitarás, porque tú apuntas al sueño que LA VOZ DE TU ALMA ya te susurró.

No te imaginas el maravilloso viaje que estás a punto de comenzar, amado lector. Pero como yo sé lo que te espera, no puedo evitar entusiasmarme contigo porque **puedo verte disfrutando de la libertad de quien conoce la verdad y la aplica en su vida**.

Gira la página y empecemos...

PRIMERA PARTE:

MUNDO METAFÍSICO/CUÁNTICO

(Pensamiento)

REVOLUCIONAR TUS NIVELES DE ENERGÍA

Como te decía, amado lector, la salud es una cuestión de sentido común. Bueno, la salud y todo, porque los negocios o las relaciones también.

Todo se podría resumir en la siguiente frase:

DAR PARA RECIBIR

Mima a tu cuerpo y recibirás energía y vitalidad. Tu cuerpo te ayudará a conquistar otros sueños en tus relaciones o en tus negocios. Dale energía, tiempo, esfuerzo y dinero a tu negocio, y él te dará multiplicado. Dale tiempo, amor y dedicación a tus relaciones y ellas te darán.

Es fácil, pero en la práctica, queremos estar todo el día en el sofá, comer mal, no cuidarnos pero tener energía, vitalidad y entusiasmo por la vida.

Queremos volvernos millonarios sin dedicarle tiempo a nuestro negocio o a nuestros clientes. O queremos una relación prometedora pero nos da pereza mantener la pasión en nuestra pareja.

No hay secretos, todo es sentido común.

Y llegados a este punto, tal como te dije hay una **LA TRIADA DE LA SALUD**, que consta de tres partes:

-PENSAMIENTO

-MOVIMIENTO

-ALIMENTO

Y para mí, es un 90% MENTALIDAD (pensamiento), un 10% estrategia (movimiento y alimento).

De los tres, el alimento es el menos importante. Jesús decía:

"No es lo que entra por la boca lo que contamina el hombre, sino lo que de la boca sale, porque lo que de la boca sale, del corazón procede".

Esto significa que lo que comes no te hace tanto mal como lo que piensas, porque el corazón es como llamaban al subconsciente en la época de Jesús.

La mente domina a la materia, así que la expectativa que tú tengas es lo que verás manifestado. La creencia de que ciertas cosas engordan hace que engordes, y lo mismo con lo que te enferma.

Sé que suena osado, raro, o incluso loco; solo el tiempo determinará si los principios que enseñaba Jesús son ciertos o no, pero en mi experiencia, puedo decir que sí lo es.

Te iré dando más ejemplos, pero por ahora quiero que entiendas que el PENSAMIENTO es la base de una buena salud, ¡y de una buena vida!, y que aunque es el 90% de nuestros resultados, no por ello podemos obviar el otro 10%.

Si quieres obtener el 100%, entonces tienes que dar el 100%.

Para REVOLUCIONAR TU ENERGÍA, necesitas dedicarle tiempo a restablecer tus pensamientos, pero también a tus movimientos y a tus alimentos.

El pensamiento es demasiado poderoso, y nos afecta para bien o para mal. Recuerdo que cuando era deportista de élite, una vez me lesioné el hombro, la peor lesión para un nadador.

Después de tratarme con varios fisioterapeutas, logré recuperarlo. Aun así, no estaba igual que antes. No podía sacar el mismo rendimiento. Los fisioterapeutas me decían que a nivel fisiológico el hombro estaba perfecto, incluso mejor que antes.

¿Entonces qué pasaba?

Lo que pasó es que mi cuerpo estaba bien, pero mi mente no. Ella guardaba el recuerdo de la lesión y creía que estaba allí aún. Así que cada vez que hacía el gesto con el hombro, mi mente reproducía el mismo dolor, ¡aunque ese ya no tuviera que estar allí!

Eso sucedió porque cambié mi cuerpo, pero no mi CREENCIA, y es lo mismo que le ocurre a las personas que hacen dieta. Tratan de cambiar el cuerpo, sin cambiar la creencia, y por eso cuando dejan la acción, vuelven a la manifestación de la creencia que tienen.

La medicina considerada "normal" dice que esto no es real, pero a mí lo que no me parece normal es que haya tanta gente enferma en nuestra sociedad.

Para despertarnos a esta realidad, algunos necesitamos un PUNTO DE QUIEBRE en nuestras vidas. Yo lo tuve con 14 años...

Era deportista de élite, desde los seis años nadando. Entrenábamos entre 12 y 15 kilómetros diarios de lunes a sábados y a veces los domingos también porque competíamos.

Era una persona atlética, energética, vital, con entusiasmo y ganas de comerme el mundo. Ganaba medallas y tenía muchos amigos repartidos por todo el país, pero de pronto comencé a encontrarme cansado, y la cosa fue a peor.

Me dolía todo, llegaba a casa todos los días con fiebre, y finalmente me costaba hasta levantarme de la cama. Cuando fui al médico, después de horas y horas de pruebas y análisis, por fin tenía diagnóstico: SÍNDROME DE FATIGA CRÓNICA y FIBROMIALGIA.

Me derrumbé. Tenía solo 14 años y una vida por delante. Me encantaba nadar, tenía grandes sueños, pero ahora todo eso se había acabado. Me dijeron que era una enfermedad crónica, autoinmune y degenerativa.

O sea, mi propio cuerpo contra mí y cada vez a peor. Ese era el panorama médico. Ninguna esperanza para mí. Ningún futuro. Nada.

Me derrumbé. Estuve 6 meses en cama, perdí el curso escolar y tuve depresión. Mis amigos dejaron de llamar y en menos de un mes estaba completamente solo. Había perdido la natación, colegio, amigos, mi salud, no tenía esperanza de un futuro mejor y un día decidí que ya no quería vivir más.

Cuando estaba a punto de cometer una locura, conecté con LA VOZ DE MI ALMA por primera vez, o más bien creo que recuperé esa conexión que todos tenemos de pequeños.

Esa voz me dio una visión superior. Me dijo que había algo mejor para mí. Y la creí. Ese día me prometí que si lograba salir de esa situación, iba a dedicar mi vida a enseñar el cómo...

Los pensamientos y las emociones alteran la bioquímica de nuestro cuerpo. Si aprendemos a dirigir nuestros pensamientos hacia cosas positivas, las emociones harán el resto...

EXISTE UN "YO SALUDABLE", UN "YO ENERGÉTICO", UN "YO VITAL"

Lo que pasó es que un año y medio después conseguí clasificarme para el campeonato de España y gané dos pruebas. Fui doble campeón, ¡mucho mejor que en mis sueños! y después me clasifiqué para los campeonatos de Europa y quedé entre los 8 mejores nadadores de toda Europa, siendo después miembro de la selección española durante más de 7 años, compitiendo con nadadores como Michael Phelps.

No podía creer cómo estos principios que tanto había leído y estudiado funcionaron para mí. Fue mucho mejor de lo que había imaginado. Y quiero decir que no solo me pasó con mi salud, también en la economía, cuando pasé de 0 a un millón de euros en menos de 5 años haciendo lo que más amaba.

Prometí que si salía de esa, dedicaría mi vida a aprender y a entrenar a otros a que hicieran lo mismo. Y de ahí creé la METANOIALOGÍA, la ciencia de renovar la mente para cambiar la realidad. Te hablaré de ello si algún día decides venir al evento en vivo.

Y aquí estamos tú y yo, amado lector, a punto de aprender los principios que transformaron mi vida y los de millones de personas en todo el mundo.

El mundo cuántico o metafísico es mental y refleja todo lo que ahí hay, en el mundo físico o material. Por lo tanto, aprender a fijar un pensamiento en ese plano constituye la base de nuestro éxito a la hora de tener mejor salud, más dinero o más amor en nuestra vida.

Todas las posibilidades que han existido, existen y existirán, ya están representadas en el campo cuántico. Ya existen allí, tan solo tienes que enfocarte en esas posibilidades, prestarle atención constante, y verlas materializadas en el plano físico.

Tanto es así, que se dice que Albert Einstein no inventó sus fórmulas y teorías, sino que solo las descubrió porque estas ya estaban allí. En esas dimensiones está todo, y el ALMA hace de intermediaria.

De vez en cuando, nos viene un chispazo del alma y descubrimos algo que nos hace evolucionar y llevar nuestra vida al siguiente nivel. Lo mismo ocurrirá en tu salud, cuando aprendas a conectarte a esos niveles.

Observa el siguiente gráfico:

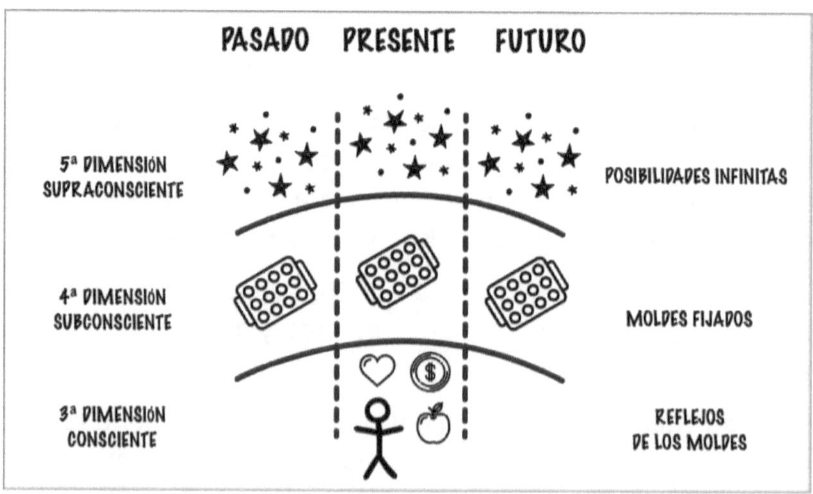

Como ves, en la mente SUPRACONSCIENTE, la 5ª Dimensión, todo existe, existió y existirá. Lo que trato de decirte es que todas las posibilidades han existido en potencia, y que algunos seres humanos han seleccionado unas y otros otras, y eso es lo que ha sido representado en sus vidas.

Esas posibilidades de la 5ª Dimensión, al prestarles ATENCIÓN durante mucho tiempo, por REPETICIÓN y ALTO IMPACTO EMOCIONAL, se han cristalizado en el SUBCONSCIENTE, creando un MOLDE en la 4ª Dimensión.

Los MOLDES de la 4ª Dimensión se ven REFLEJADOS en la 3ª Dimensión, la mente CONSCIENTE, que son nuestros RESULTADOS en el mundo material o físico.

Lo que trato de explicarte es que todas las posibilidades que han existido en el pasado, en el presente o en el futuro, están disponibles para ti.

Existe un YO SALUDABLE, un YO VITAL, un YO ENERGÉTICO y añade cualquier cualidad que desees tener.

Lo único que debemos hacer es SELECCIONAR LA VARIABLE dentro de esas posibilidades infinitas, y bajarla abajo, puesto que:

COMO ES ARRIBA ES ABAJO

¿Y cómo se "baja"?

Con Fe, que significa ACCIÓN MASIVA guiada por LA VOZ DE TU ALMA que te da CHISPAZOS INTUITIVOS y también con el ARTE DEL DESAPEGO, que permite que el mundo se mueva sin que tu mente condicionada interfiera en el proceso.

¿Cómo se cambia el MOLDE de la 4ª Dimensión, la mente SUBCONSCIENTE?

Pues yendo arriba, a la 5ª Dimensión, la mente SUPRA-CONSCIENTE, porque:

VIBRACIONES SUPERIORES DOMINAN A LAS INFERIORES

¿Y cómo logro deshacerme del MOLDE subconsciente?

ELEVANDO TU VIBRACIÓN. Debes conseguir darle la espalda al REFLEJO y girarte hacia la IMAGEN. Darle la espalda a tu MENTE que creó el reflejo, y girarte hacia tu ALMA, que te muestra las posibilidades infinitas.

Los REFLEJOS de los MOLDES son tu nivel económico, tu grado de energía y vitalidad, tu cuerpo físico, tus relaciones, tu pareja, tus hijos, tu trabajo, tu profesión, etc.

Dale la espalda a tus creaciones pasadas y enfoca tu atención a lo que realmente quieres, tus creaciones futuras.

Así me sané yo, así lo harás tú.

¿Lo crees?

EL ALMA SABE QUÉ HACER SIEMPRE PARA CURARSE, EL DESAFÍO ES ENSEÑAR A LA MENTE A ESCUCHARLA.

Esto es justamente lo que nos enseñó Jesús, entrar al Reino, la 5ª Dimensión, y corregir problemas de la 3ª Dimensión, reflejados por la 4ª Dimensión.

Los "estados de oración" permiten entrar en esas otras dimensiones. Esos estados están gobernados por el hemisferio derecho, mientras que lo relacionado con el mundo físico lo está por el hemisferio izquierdo.

Tienes que practicar entrar a esos estados para saber cuándo puedes acceder al Reino.

Vamos a por ello...

¡SIEMBRA SEMILLAS DE BENDICIÓN!

Es hora de sembrar semillas en los corazones de la gente que te rodea. Repasa lo que has leído hasta ahora y piensa con quién podrías compartir alguna frase, texto o parte del libro.

Incluso si lo deseas, puedes hacerle una foto a alguna parte del libro y publicarla en Facebook, Twitter o Instagram para compartirlo con tus amigos.

¡Y ahora es tiempo de DECLARACIONES!

Ponte la mano en el corazón, y repite conmigo en voz alta y con intensidad emocional:

YO SOY LÍDER, NO SEGUIDOR
ESCUCHO LA VOZ DE MI ALMA
POR MUCHOS NO DE MI PASADO,
HAY UN GRAN SÍ EN MI FUTURO
NO VENGAS A HABLARME DE DERROTA Y DE FRACASO,
¡YO HABLO DE VICTORIA, FE Y ESPERANZA!
NO IMPORTA DE DÓNDE VENGO, IMPORTA DÓNDE VOY
Y EN MI VIDA SE ABREN PUERTAS DE BENDICIÓN
PORQUE ¡YO SOY IMPARABLE!

¡BIEN HECHO!

Sigamos...

LOS MILAGROS DE LA MENTE SOBRE LA MATERIA

Un psicólogo de Ucla llamado Bruno Klopfer, en 1957, publicó un artículo contando la historia de un hombre al que llamó "señor Wright".

Aquel hombre tenía unos tumores enormes en las glándulas linfáticas, algunos del tamaño de una naranja, en el cuello, entrepierna y axilas.

Su médico le había dado como un caso perdido, aunque Wright siguiera luchando.

Wright leyó que el hospital donde le estaban tratando era uno de los 10 hospitales y centros de investigación del país donde se estaba probando un nuevo medicamento llamado Krebiozen. Entonces se entusiasmó.

Wright no paró de repetírselo a su doctor hasta que decidió administrarle aquel nuevo fármaco. Wright recibió la inyección un viernes y el lunes ya se había levantado de la cama y andaba súper animado, riendo y bromeando con las enfermeras. Parecía otra persona.

Su doctor escribió en un informe que los tumores se habían disuelto como bolas de nieve en una estufa. A los tres días se habían reducido a la mitad. A los diez días le dieron el alta, se había curado, parecía un milagro.

Pero dos meses más tarde los medios de comunicación anunciaron que el medicamento Krebiozen había fallado. En cuanto Wright leyó las noticias empeoró al instante y los tumores volvieron a aparecer.

El doctor pensó que la respuesta había sido el efecto placebo, así que le dijo que no creyera las noticias y que el medicamento había fallado porque formaba parte de un lote de mala calidad.

Además, le dijo que estaba a punto de llegar al hospital una nueva versión con el doble de potencial y que se la inyectaría en cuanto la recibiera.

A los pocos días de inyectarle, volvieron a desaparecerle los tumores, pero esta vez solo le había inyectado un placebo.

Pero pocos meses después, se hizo un comunicado oficial en el que se demostraba que aquello no funcionaba. Wright volvió a recaer, volvió al hospital y a los dos días murió.

TODO ESTÁ EN TU MENTE, PARA BIEN O PARA MAL.

"No inventé nada con los principios de LA VOZ DE TU ALMA,
simplemente los encontré..."

LAIN

LA DISTORSIÓN DE LA REALIDAD

El mundo no es tal cual nos lo han contado, ni siquiera es tal cual lo percibimos. De hecho, la ciencia ya ha descubierto que no vemos con los ojos, vemos con el cerebro. Y ese cerebro está programado para ver lo que ya sabe ver, y el resto de la información no la percibe.

En este sentido, esa programación está dirigida por el Paradigma, que son pensamientos inconscientes asociados unos con otros, con el único fin de garantizar la supervivencia y que reciben el nombre de CREENCIAS.

Esas creencias se forman por asociaciones PLACER-DOLOR, de tal forma que se construyen para evitar lo que nos duele y dirigirnos hacia lo placentero.

El mecanismo de dolor es más fuerte que el de placer, de tal forma que tu Paradigma trabajará más fuerte para evitar algo que para acercarse a algo.

Para ello, tiene un mecanismo que hace de filtro, llamado Sistema de Activación Reticular, situado en la base del cerebro y que filtra toda la información que recibimos a través de los sentidos.

Observa el siguiente gráfico para ver cómo funciona. El de la izquierda es tu cerebro inconsciente (mente subconsciente y supraconsciente) y el de la derecha es tu cerebro consciente (mente consciente).

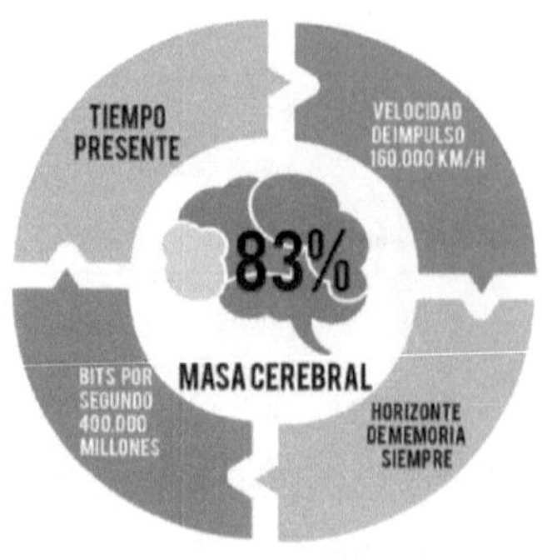

CONTROL DE PERCEPCIONES Y CONDUCTAS 96-98%

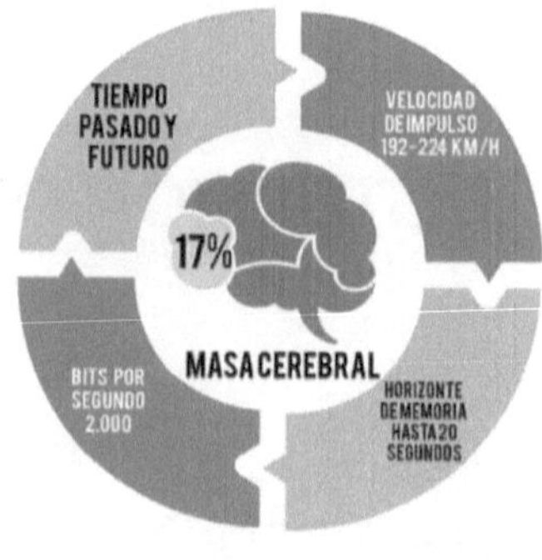

CONTROL DE PERCEPCIONES Y CONDUCTAS 2-4%

Como ves, tu cerebro inconsciente controla el tiempo presente, mientras que para recordar o planificar necesitamos la conciencia. También puedes observar que trabaja más rápido el inconsciente, que su horizonte de memoria es infinito mientras que el consciente es de hasta 20 segundos en las mentes más entrenadas.

Esto significa que puedes sostener un pensamiento de manera consciente hasta 20 segundos, luego pasas a trabajar con tu Paradigma inconsciente.

Esto significa que si tú haces afirmaciones, cuando dejas de hacerlas pasas otra vez a pensar de la forma antigua. Explicado de otra manera, tenemos unos 70.000 pensamientos diarios, de los cuales el 90% provienen de las creencias, de tu inconsciente, de tu programación.

Podrás observar también que el inconsciente percibe 400.000.000.000 de bits por segundo, de los cuales solo eres consciente de 2.000 por segundo.

¿Esto qué significa?

Pues que de todo lo que pasa a tu alrededor no controlas nada, lo hace tu cerebro. Él decide qué entra y qué no, qué ves, escuchas, degustas, sientes o hueles, y qué no. Y lo hace a través de Sistema de Activación Reticular (SAR).

El SAR es el guardián a las puertas de tu mente, y no deja entrar información que no coincida con lo que ya tiene en su interior.

¿Por qué?

Porque tu MENTE tiene una única misión, que es GARANTIZAR TU SUPERVIVENCIA y para eso utiliza todo su potencial para PROTEGERTE.

¿Protegerte de qué?

De lo NUEVO, aunque esto sea la abundancia, la salud, el amor o lo que sea que quieras y no tienes.

¿Para qué haría eso?

Pues fácil, de lo antiguo, aunque sea negativo, tu mente conoce sus consecuencias, y aunque no esté bien ella sabe que por ahí puedes sobrevivir un tiempo más.

Con lo nuevo no puede hacer cálculos y prefiere no arriesgar.

Entonces, una mala salud tiene como objetivo protegerte. Igual que un desamor o una mala economía. Parece increíble, pero así es...

Los mecanismos los aprendiste en toda la saga de LA VOZ DE TU ALMA, ahora estamos en la parte práctica. Si todavía no los has leído, te invito a que lo hagas antes de continuar o lo complementes con esta lectura para tener la comprensión global de lo que estamos hablando.

Ahora observa el gráfico de las dimensiones:

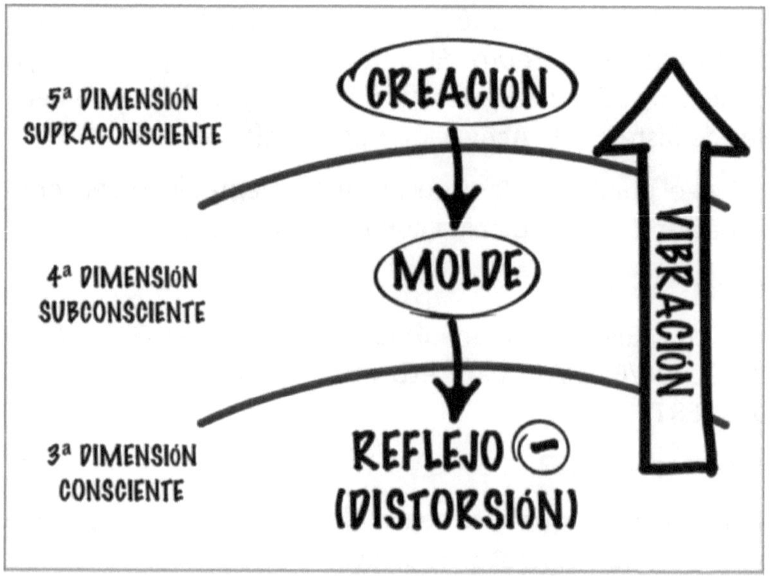

Todo lo que vemos es un reflejo de lo que no vemos, y tu programación subconsciente es la causante. Ella, a través de los mecanismos de la mente (como el SAR, por ejemplo), hace que creemos las circunstancias que nos llevan siempre al mismo punto, lo conocido, donde nuestra mente nos puede proteger.

Cuando el reflejo es negativo le llamamos DISTORSIÓN, y la única forma de cambiarla es elevando la VIBRACIÓN y crear algo nuevo en la 5ª Dimensión, la mente SUPRACONSCIENTE.

Si la salud o la energía y vitalidad no es buena, no es un problema, solo un síntoma de que hay una distorsión. No es la verdad. Solo es una creación de nuestro Paradigma de CREENCIAS que podemos cambiar.

Si nosotros lo creamos, entonces nosotros lo podemos des-crear.

San Pablo decía:

"Somos TRANSFORMADOS por la RENOVACIÓN de nuestras MENTES".

Si buscas la palabra "transformación" en el diccionario, significa "pasar de un estado al otro", o sea, de un estado de enfermedad a uno de salud, de uno de desamor a uno de amor, de uno de pobreza a uno de abundancia.

"Renovación" significa "volver algo a su primer estado, dejarlo como nuevo, reestablecer algo que se había interrumpido, sustituir una cosa vieja por otra nueva de la misma clase, reemplazar algo".

Entonces, nosotros podemos pasar de lo que no queremos a lo que queremos, cuando cambiamos nuestra mente por otra nueva, o sea, cambiando los MOLDES del SUBCONSCIENTE, influenciando sobre ellos desde una vibración superior, la mente SUPRACONSCIENTE.

En Romanos 12:2 se dice:

"Transformaros rehaciendo vuestra mente".

Nos la han "hecho" y ahora tenemos que rehacerla. Hemos absorbido el Paradigma de nuestros mayores cuando éramos niños, y ahora vivimos su reflejo distorsionado.

Es posible cambiarlo, amado lector, y estás en el lugar adecuado para hacerlo.

“Cuando eliminamos las palabras imposible e incurable de la boca de un enfermo, comenzamos a ver auténticos milagros”.

LAIN

INTENCIÓN: LA CLAVE DE LA CREACIÓN

Muchas personas confunden términos y por eso no obtienen lo que quieren.

Debemos tener en cuenta que nuestra mente no busca el cambio, aunque el cambio sea más salud, energía y vitalidad; nuestra mente busca mantener el *status quo*, o sea, busca mantenerte en tu sistema de creencias actual, que es el que crea tu realidad; ¡y lo hace porque cree que así te protege!

Lo que esto significa es que, lo creas o no, tu mente no quiere que sanes. De alguna u otra forma, hay un beneficio para ella en tu estado actual. Sé que parece una locura, pero todas las cosas nuevas que nuestra mente no conoce, *a priori*, siempre lo parecen.

Por este motivo, a lo largo de la historia se han ridiculizado a tantos científicos por exponer teorías revolucionarias que más tarde se demostró que eran ciertas.

Somos miedosos ante el cambio, aunque este suponga una mejora. Sabiendo esto, debemos ser inteligentes y utilizar los mecanismos de nuestra mente a nuestro favor.

No se trata de resistirse a como funciona tu mente, sino estar por encima de ella y aprovecharla. La mente es un mecanismo de servidumbre: o tú le sirves a ella o ella te sirve a ti.

La estrategia de la saga de LA VOZ DE TU ALMA es hacer lo

segundo, **poner a tu MENTE al servicio de los anhelos de tu ALMA**.

ATRAEMOS a nuestras vidas las circunstancias, personas, objetos, situaciones, a las que prestamos ATENCIÓN, le insuflamos ENERGÍA y a las que nos ENFOCAMOS.

ATENCIÓN, ENERGÍA y ENFOQUE son el preludio de la creación, pero ¿cuál es el problema?

Cuando me diagnosticaron esa enfermedad, la sociedad me enfocaba todo el tiempo en los síntomas, no dejaban de hablarme de ella, con lo que le prestaba atención, y todo el tiempo que estaba allí, mi energía también estaba allí.

Incluso me querían llevar a un centro de enfermos de fibromialgia y fatiga crónica para que conociera a otras personas igual que yo. Pero, ¡yo no quería estar más en ese yo!

Entonces, lo que hacen las personas cuando están enfermas o tienen cualquier problema, es juntarse con personas que están igual que ellas, porque su mente ahí se reconforta, se siente cómoda, no ve amenazado su *status quo*, y tú piensas "¡por fin alguien que me entiende!".

Buscamos a alguien que nos entienda porque así nos sentimos cómodos, pero si quieres sanar, tú no necesitas gente que te entienda en tu enfermedad, ¡necesitas gente que te entienda en tu salud, energía y vitalidad y que dejen de entender tu enfermedad o lo que sea que te esté amargando la vida!

Si quieres salir de una situación negativa, no tienes que entenderla, tienes que rechazarla, y también a cualquiera que te enfoque en ello.

Observa el siguiente gráfico:

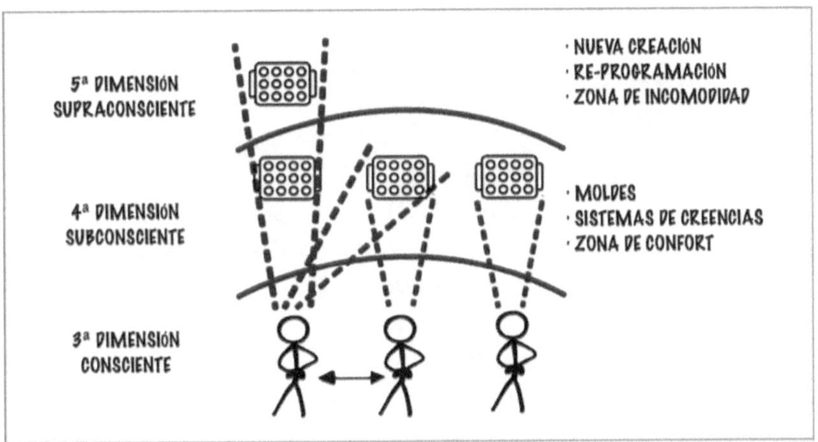

Como ves, tú estás creando algo nuevo en la 5ª Dimensión, para poder salir del MOLDE creado en la 4ª Dimensión. Pero tu mente trata de matar ese molde, y utiliza a las personas de tu alrededor para que desvíen tu ATENCIÓN, ENERGÍA y ENFOQUE hacia su molde, que es parecido al que tú tienes, y que, por tanto, dejes de prestarle atención a tu nueva creación.

Si realmente quieres más salud, lo último que tienes que hacer es ir al club de las personas enfermas, y mucho menos ir a internet a buscar síntomas de tu enfermedad a ver cuántos de ellos tienes.

¿Sabes?

El que busca encuentra y si alguno de ellos no los tienes, ¡ten por seguro que los tendrás! Porque al buscarlos, les prestas ATENCIÓN, ENERGÍA y ENFOQUE.

Jesús decía:

"El que busca no debe dejar de buscar hasta tanto que encuentre. Y cuando encuentre se estremecerá, y tras su estremecimiento se llenará de admiración y reinará sobre el universo".

¿Por qué decía esto?

Porque sabía que si buscas, tu ATENCIÓN, ENERGÍA y ENFOQUE están allí, y por tanto, lo atraes.

El conde de Saint Germain decía:

"Allá donde va tu ATENCIÓN, allí estás tú y en eso te conviertes".

O sea, deja de prestarle atención a lo que no quieres, y préstale atención a lo que sí quieres.

El reto:

¿Cuánto tiempo durante tu día a día eres capaz de prestarle atención a lo que sí quieres y desviarla de lo que no quieres?

Te reto a que lo pruebes, y te sorprenderás que, si te dejas ir, no le prestarás atención a lo que quieres ni 10 minutos. Básicamente tu mente se desconectará y volverás a tu programa inconsciente.

Esta es la razón por la que no obtenemos lo que queremos, porque no estamos destinados, estamos programados, y esa programación es más fuerte que nuestros sueños.

¿Cómo hacer que nuestra mente obedezca?

Es fácil, al menos en teoría, porque la práctica ya sabemos que no lo es:

LA RESPUESTA ES LA INTENCIÓN

La INTENCIÓN es la suma de la ATENCIÓN, DESEO y ACCIÓN, es decir, cuando le prestas ATENCIÓN a un DESEO en concreto y acumulas ENERGÍA en ese punto mediante la ACCIÓN.

El movimiento genera energía, por eso la ACCIÓN ENFOCADA a tu DESEO genera energía hacia él. Y por eso la gran mayoría de las personas espirituales no entienden por qué personas que no lo son crean cosas mejores que ellos, si ellos conocen los principios y los otros no.

Y esto sucede porque no importa si los conoces, importa si los practicas, y se ha asociado la espiritualidad a la pasividad y a la espera, meditando todo el tiempo y siendo sujetos pasivos de un mundo que sigue caminando con nosotros o sin nosotros.

He conocido a miles de deportistas campeones del mundo y campeones olímpicos. He conocido a decenas de millonarios, multimillonarios y billonarios, personas con más de 1.000 millones de dólares.

Nunca he visto a nadie meditar y ganar una medalla. Nunca he visto a nadie meditar y que le caiga un saco de dinero en la cabeza.

Pero sí he visto a todos ellos meditar, visualizar y TOMAR ACCIÓN MASIVA hacia sus sueños, ¡y lograrlos!

Porque cuando actúas hacia una meta en concreto, ¿dónde está tu ATENCIÓN, ENERGÍA y ESFUERZO?

¡Exacto!

Estás en tu meta, en lo que sí quieres, y por tanto, estás generando una INTENCIÓN continua hacia tu estado ideal.

¿Me estoy haciendo comprender?

Ese es el motivo por el que tantas personas no “conocen” estos principios (al menos conscientemente, porque el ALMA los conoce), pero obtienen resultados porque los practican.

Entonces, ATENCIÓN a lo que sí quieres, que es tu DESEO, y luego acompáñalo de ACCIÓN que lo recargue de energía y mantenga tu enfoque en lo que sí quieres el máximo tiempo posible.

Fíjate, los millonarios agendan todos sus días y tienen claro adónde van. Los deportistas de élite planifican sus entrenamientos con años de antelación y diariamente se ponen metas de mejora para llegar a su estado ideal.

Los que mejor lo hacen ganan medallas, ganan millones o, en el caso de este libro, obtienen una vitalidad asombrosa.

Amado lector, no seas un sujeto pasivo viendo la vida pasar.

Cuando un paralítico tumbado en una cama le dijo a Jesús que le sanase, Jesús le preguntó:

-¿Qué quieres?

Y él le dijo:

-Quiero caminar.

Jesús dijo:

-Pues toma tu cama y camina.

Esto significa que sí, puede que no tengas tu estado ideal, pero tómalo y camina, o sea, toma ACCIÓN hacia tu estado ideal.

Dije, ok, tengo síndrome de fatiga crónica y fibromialgia, pues me toca caminar. Será más pesado que antes, sí, pero si quiero llegar adónde quiero, tengo que cargar con esto por ahora.

Y desde ahí tomé acción. Me puse manos a la obra hacia mi Tierra Prometida.

Eso vamos a hacer contigo, amado lector...

¿Me acompañas hacia tu Tierra Prometida de salud, energía, vitalidad, abundancia, bendiciones, oportunidades, ascensos, incrementos y victorias?

La respuesta nunca está fuera, está dentro. Durante la lectura de este libro descubrirás que el poder ganador está en ti, y que todo lo demás es placebo.

Jesús dijo:

> *"Si aquellos que os guían os dijeren: Ved, el Reino está en el cielo, entonces las aves del cielo os tomarán la delantera. Y si os dicen: Está en la mar, entonces los peces os tomarán la delantera. Mas el Reino está dentro de vosotros y fuera de vosotros. Cuando lleguéis a conoceros a vosotros mismos, entonces seréis conocidos y caeréis en la cuenta de que sois hijos del Padre Viviente. Pero si no os conocéis a vosotros mismos, estáis sumidos en la pobreza y sois la pobreza misma".*

Esto significa que la solución a todos nuestros problemas y la llave que abre las puertas de nuestros sueños nunca está fuera, está dentro.

Los entrenamientos son el placebo para los nadadores y deportistas de élite. Mientras entrenan su ATENCIÓN, ENERGÍA y ENFOQUE están en sus sueños, y de no ser así, por mucho que entrenen no conseguirían nada.

Tuve una gran revelación cuando empecé a entrenar con el entrenador que había estado visualizando. Hace unos años me mudé a Madrid desde Barcelona, en España (unos 700 kilómetros de distancia), para poder entrenar con un grupo de velocistas.

En mi club no había velocistas y el entrenamiento no era adecuado para mí. Así que como te dije anteriormente, "caminé", me puse en ACCIÓN y pensé: "¿dónde están los mejores velocistas de España?". Allí me fui, sin pensar en lo lejos que estaba, lo incómodo que era, o lo que fuera que mi mente me dijera.

O lo quieres o no lo quieres.

Estando allí, nuestras conversaciones se transformaron. Por fin había gente que me entendía. Y lo que hablábamos siempre era de los mejores velocistas del mundo.

Uno de ellos era mi favorito. Un polaco afincado en Estados Unidos, era el número uno de Europa y entre los tres mejores del mundo. Sus características físicas eran muy parecidas a las mías, así que lo tomé como modelo.

El caso es que ese año compré un CD que su grupo de entrenamiento en Estados Unidos había hecho y lo vimos muchas veces con mi grupo de entrenamiento en Madrid.

Pensé: "wow, sería maravilloso poder entrenar con ellos".

Al año siguiente volví a Barcelona de nuevo, y después de medio año quería dejar de nadar. Estaba amargado en el equipo de entrenamiento anterior, mi antiguo entrenador me convenció para volver, prometiéndome que cambiarían las cosas, pero seguían igual.

En realidad fue una estrategia de mi mente para volver a mi zona de confort y caí de lleno en ella.

Lo que pasó es que, justo cuando iba a dejar de nadar, recibí una llamada de una de mis mejores amigas de Madrid y me dijo:

-Lain, no te lo vas a creer.

-¿El qué? -dije.

-¿Recuerdas al nadador polaco del que tanto hablabas y decías que querías entrenar con él?

-Sí.

-Pues va a venir a vivir a España y va a ser entrenador en el grupo de entrenamiento donde estábamos.

No podía creerlo. Los sueños se cumplen. Para resumirlo, logré entrenar con él, y un día me dijo:

-Lain, tienes que diferenciar entre brazadas vacías y brazadas con intención. No importa las horas que entrenes, si mientras nadas estás pensando en otra cosa, no crearás ningún efecto.

¡Wow!, entendí por qué todos los deportistas entrenan igual, pero no todos consiguen los mismos resultados. Es porque aparentemente en el mundo físico todos hacen lo mismo, pero no así en el mundo metafísico.

Por mucho que entrenes, si tu ATENCIÓN, ENERGÍA y ENFOQUE no están allí, nunca lograrás avanzar.

Nos explicó como Arnold Schwarzenegger, antes de convertirse en el atleta más joven de la historia en ganar Mr. Olimpia, visualizaba cómo sus pectorales crecían como montañas cada vez que hacía ejercicio en el gimnasio.

O sea, por mucho que hagas, si no está tu ATENCIÓN en el DESEO mientras lo haces, no crearás lo que quieres, y te quejarás porque dirás: "Pero si yo lo hago todo, y me esfuerzo mucho".

Creamos de manera cuántica, la acción solo refuerza la ATENCIÓN.

LA ACCIÓN REFUERZA LA ATENCIÓN Y LA CONVIERTE EN ENERGÍA PARA UNA NUEVA CREACIÓN

Lo mismo ocurría con mis mentores multimillonarios. Ellos aplicaban los pasos igual que otros que también los sabían, pero ellos actuaban con INTENCIÓN, y los otros hacían ACCIONES VACÍAS porque su atención estaba en otro lado.

La acción tiene que ser con la plena atención, si no, no sirve de nada.

La PASIÓN juega un papel importante, por eso en la fórmula de la INTENCIÓN: ATENCIÓN, DESEO y ACCIÓN, el deseo juega un papel fundamental.

Y este es un punto importante para LA VOZ DE TU ALMA, porque no queremos tener un DESEO, queremos tener un ANHELO. No un ESTEREOTIPO creado por la sociedad, sino algo que quieras de verdad, con todo tu ser.

Porque la PASIÓN por algo te impulsa a la acción, a salir de tu zona de confort, a trascender las limitaciones, a *"tomar tu cama y caminar"*.

Muchas personas andan detrás de objetivos ajenos, deseos de la mente, no anhelos del alma, y por eso no son capaces de mantener su atención en sus acciones, porque realmente su alma no lo desea.

Un muy buen amigo mío, varias veces olímpico con España, ganador de muchas medallas y récords nacionales, me dijo una vez:

-Lain, gana el que más ama la natación.

No lo entendí, pero después de aprender de mi entrenador y estudiar estos principios, supe que tenía razón.

Todo lo que queramos, tiene que ser real. Quererlo y amarlo desde el alma, entonces, con INTENCIÓN, lo conseguiremos.

¿Lo crees?

"La energía y la vitalidad son el estado natural del ser humano, todo lo demás es una distorsión mental".

LAIN

EL DESAFÍO MÁS GRANDE: *"ORAR SIN CESAR"*

Uno de los grandes descubrimientos del siglo XXI es la neuroplasticidad. Esta nos dice que podemos crear nuevas conexiones neuronales durante toda nuestra vida, y no solo en la niñez, como antiguamente se creía.

O sea, que si constantemente creas una nueva imagen mental del nuevo estado que quieres tener y lo acompañas de pensamientos y emociones acordes a él, entonces con el tiempo tú serás esa nueva persona.

Otro de los grandes descubrimientos ha sido la psiconeuroinmunología, que demuestra como los pensamientos y emociones afectan a nuestra salud, y que si somos capaces de mantener pensamientos elevados todo el tiempo, nuestro cuerpo tendrá una respuesta inmunológica óptima, por lo que estaremos sanos y saludables.

El tercer descubrimiento del que te quiero hablar es el concepto de epigenética, con el que tenemos la libertad de, entre los millones y millones y millones de genes disponibles en nuestro ADN, solo utilizar aquellos a los que nosotros les prestemos atención mediante nuestros pensamientos.

Recuerdo cuando nadaba, que poníamos el cuerpo al límite y nuestro sistema inmunológico estaba debilitado. Entonces era común que en los cambios de estación pudiéramos enfermarnos con relativa facilidad.

Descubrí algo...

Si cuando mi mente me enfocaba en la enfermedad y yo sentía que podía ocurrir, era capaz de **sostener mis pensamientos** en la salud, entonces nunca me enfermaba.

Pero si me dejaba ir, si no sostenía los pensamientos elevados, entonces enfermaba.

Se trataba de ROMPER EL PATRÓN y lo que voy a contarte ahora lo utilicé también para atraer cerca de 30.000 euros en menos de 3 meses, pero también para mantener la salud, incluso para recuperarme de la enfermedad crónica con 14 o 15 años.

Empecemos por el principio...

Te habrás dado cuenta de que cuando estás feliz, contento, entusiasmado, pasan buenas cosas, ¿verdad? No importa si las controlas o no, lo que llega es bueno.

Entonces, si quieres que pasen cosas buenas, tienes que mantener ese estado el máximo tiempo posible durante el día. Esta es la teoría simplificada.

Esto es a lo que llamaba San Pablo *"ORAR SIN CESAR".*

Orar sin cesar significa estar todo el tiempo en lo que queremos, al menos en nuestra mente, aunque el reflejo esté distorsionado con algo que no queremos.

Si en tu vida hay algo que no te gusta, es solo una distorsión creada por los pensamientos de tu pasado, que se han manifestado en el presente, que es el futuro de ese pasado. ¿Me hago comprender?

Jesús decía:

**"TODO lo que pidáis en ORACIÓN,
creyendo que ya lo tenéis, lo RECIBIRÉIS".**

O sea que en el pasado, el 90% de tus pensamientos eran negativos, y hoy (en ese futuro) has recibido lo que creaste. Pero si hoy puedes "orar" algo nuevo en la 5ª Dimensión, eso bajará a la 4ª y de ahí se reflejará en la 3ª. ¿Lo ves?

Pero para que eso ocurra, necesitamos "orar sin cesar", porque de no ser así, el 90% de nuestro tiempo estaremos pensando en la distorsión y la seguiremos recibiendo en el futuro.

Entonces, ¿qué hacía cuando ROMPÍA EL PATRÓN?

Estaba orando sin cesar. Tratando de identificar los pensamientos de distorsión (me voy a poner enfermo) y sustituirlos por los pensamientos de creación intencionados (estoy sano y saludable).

Cuando uno está enfermo también ora sin cesar, porque está todo el tiempo mirando la distorsión, pensando acerca de ella, hablando sobre ella, y si encima es doloroso, entonces le damos más intensidad emocional y lo reforzamos más.

Por eso ir al club de enfermos para que te entiendan es orar sin cesar en algo en lo que no quieres estar.

Mi padre tuvo poliomielitis a los seis meses de edad. Nació en plenas facultades físicas, pero un día, alguien entró en casa portando ese virus que a un adulto no puede hacerle nada, pero a un niño casi recién nacido puede llegar hasta matarle.

Desde entonces, una de sus piernas no tiene prácticamente musculatura y la otra a un 60%. Camina cojeando. Es lo que en

España se llamaba antiguamente "minusválido" o ahora se le llama "personas con discapacidad" o "discapacitados".

Si escaneas el código te cuento más:

Bien, el caso es que mi padre entrenaba a un grupo de nadadores con discapacidad, y hasta entonces se les había tratado diferente. Él dijo, la mayor discapacidad la tenemos en la cabeza por como los demás nos ven a nosotros, pero tenemos que intentar siempre alcanzar el siguiente nivel.

Desde ese momento, ellos no hacían entrenamientos de discapacitados, hacían entrenamiento de nadadores de élite. Lo que ocurrió fue algo maravilloso.

Aquellas personas que estaban derrotadas empezaron a resurgir. Crearon un clima mental en que empezaron a soñar más en grande, a ver progresos, a sentir que no eran desterrados, sino que podían ser parte de esta sociedad y luchar por sus anhelos como cualquier otro.

Mi padre se casó con mi madre. Ella no tiene ninguna discapacidad. Él lo tuvo claro. En aquella época, los discapacitados se juntaban entre sí. Él decía que no quería tener cada vez menos capacidad, sino que tenía que progresar desde el punto en que partía.

En lugar de elegir la zona de confort de una mujer con la misma dificultad, eligió una mujer en plenas capacidades físicas, y no hizo que ella bajara su listón para adaptarse a él, sino que él trató de elevar su listón para adaptarse a ella.

El resultado es que él siempre caminó. Nunca se ha rendido y cuando ya no pudo hacerlo tomó las muletas, pero sigue caminando porque tiene claro que si se junta con personas a un nivel superior (sea el área que sea) él también subirá.

Por supuesto, él subió a mi madre en otras áreas, quizás no en la de caminar, en eso ella le subió, pero él la completó con otras cualidades que ella no tenía y han formado un equipo imparable.

¿Por qué te cuento esto?

Tenemos que reforzar la idea de que si quieres más salud, energía y vitalidad, debes crear un entorno así.

Sé que es más cómodo estar en un lugar que conocemos y con personas que se parecen más a las características que tenemos actualmente. Esto se ve reflejado en todas las áreas.

Recuerdo el primer evento al que fui con mis mentores multimillonarios. Aquello estaba lleno de gente de éxito y yo apenas había podido pagar el curso. Me encontraba muy incómodo rodeado de tanta abundancia, ¿puedes creerlo?

Quería aquello y al mismo tiempo me quería ir de allí. Ese es el conflicto ALMA-MENTE. El ALMA busca el PROGRESO, la MENTE busca la PROTECCIÓN.

Lo mismo ocurre con nuestra salud.

Te habrás dado cuenta de que muchas veces, cuando a un enfermo le hablas de sanar, se enfada, se pone a la defensiva, te ataca. No es que no quiera sanar, es que su zona de confort en ese momento es la enfermedad.

Para no caer en la trampa de tu mente, tienes que aprender a ROMPER EL PATRÓN.

Mi trabajo más fuerte para recuperar mi salud con ese diagnóstico de fatiga crónica y fibromialgia, fue romper mi patrón constantemente, orar sin cesar.

Cada vez que mi mente me llevaba a la enfermedad, **no le daba ni 3 segundos**.

Esto es importante.

A veces, me costaba tomar conciencia de los pensamientos que tenía, y cuando por fin lo hacía, quizás llevaba ya varios minutos en una vibración negativa.

Pero no me castigaba por ello, sino que aprendía. Entonces cada vez fui mejorando y llegó un punto que podía romper el patrón a los 3 segundos o menos. Era maravilloso.

Esto es lo que hacía:

Cada vez que mi mente iba a la enfermedad y yo me daba cuenta, comenzaba a repetir rápidamente y con alta intensidad: "que no, que no, que no, que no, que no, que no, que no..." y cuando notaba que había aflojado la emoción, entonces me repetía: "que sí, que sí, que sí, que sí... yo soy sano y saludable, yo soy sano y saludable, yo soy sano y saludable". Cuando ya notaba que estaba en la vibración correcta paraba y seguía con mi día.

A veces, los pensamientos negativos volvían a los 10 segundos, entonces repetía el proceso.

Se trataba de dirigir a mi mente hacia lo que quería, pero tenía que ser algo exagerado, si no, no se rompía el patrón.

Me recordaba al doctor Jekyll y míster Hyde. Tenía una doble personalidad. Una que me impulsaba a la enfermedad y otra que quería salud. Tuve que aprender a controlar la primera para que no saliera más.

En un rato te mostraré cómo orar sin cesar y cómo crear un mecanismo para romper tu patrón, pero antes vayamos a aprender más sobre los mecanismos de visualización.

Debemos aprender a acceder a esa 5ª Dimensión y crear una realidad diferente.

Quiero hacerte consciente de que vivimos en un **Universo equilibrado y compensador**.

En las finanzas se conoce el término como "cuentas compensadas". Cuando tienes un déficit de dinero, necesitar compensarlo ganando más para que el balance quede equilibrado de nuevo.

Cuando sumas todas las pérdidas, entonces ya sabes cuánto necesitas añadir y así queda todo compensado.

Pues bien, he aprendido que el Universo también compensa nuestras cuentas.

Todos pasamos por situaciones injustas, no parece justo que esa persona mintió acerca de ti y dañó tu reputación. No parece justo que tus hermanas tengan hijos y tú no puedas quedar embarazada. No parece justo que estés criando a un niño que requiere cuidados especiales.

No lo parece tampoco que perdieras a un ser amado, o que tengas alguna enfermedad; la vida te lanzó un reto, no es lo que tenías planeado.

Pero esto es lo que he aprendido: "aun cuando la vida no parece justa, el Universo es justo". Si mantienes tu confianza en él y no te desanimas, sino que continúas tu camino hacia adelante, Él te ha prometido que te pagará por cada situación injusta que te ha ocurrido.

En la Biblia se dice:

"Yo restauraré los años que te fueron robados ... el lloro puede durar toda la noche, pero el gozo viene por la mañana".

Nada de lo que pasó fue una sorpresa para el Universo. Él lo tenía todo preparado. Aun la injusticia más grande es tu entrenamiento para escalar tu vida al siguiente nivel.

Esto fue lo que pasó con el pueblo de Israel, que pasaron 430 años viviendo en esclavitud. Ellos fueron maltratados terriblemente, los forzaban a trabajar por muchas horas sin descanso, les exigían cuotas que eran imposibles de alcanzar y cuando no las alcanzaban sus vidas eran todavía más miserables.

En Éxodo se dice:

"He visto la aflicción de mi pueblo, he escuchado su clamor".

El Universo ya ha visto, ya ha escuchado, y ¿sabes qué? Él va a equilibrar tus cuentas.

Moisés intentó que el faraón les liberase. Una y otra vez fue advirtiéndole de las plagas, pero el faraón no le hacía caso. Pensaba que quién era ese hombre vistiendo esos harapos, ¿acaso no veía que él era faraón y tenía el poder?

Y Dios liberó a los israelitas de la esclavitud. El faraón por fin accedió a que se fueran y eso ya era un gran milagro, era digno de celebrarse. Pero ellos no se fueron con las manos vacías. Dios es un Dios de justicia, él siempre hace que el enemigo pague por haber traído el problema a tu vida.

Cuando salían de Egipto la gente de Israel, los egipcios enviaron su oro, su plata, joyas y Dios causó que tuvieran favor, y ellos le dieron todo lo que pedían; imagina lo que sentía el faraón, ¿qué habrá pensado al ver a estos esclavos dejando el país empujando carretas llenas de tesoros? ¿Qué estaba haciendo Dios? Les estaba pagando por 430 años de maltrato.

Una manera en la que el Universo, Dios, Energía o como tú le quieras llamar, una manera en que Él te paga es preparándote una mesa en presencia de tus enemigos, eso significa que te va a promocionar enfrente de las personas que intentaban mantenerte abajo.

Él te mostrará honor y favor enfrente de los que dicen que eres muy pequeño, que no eres suficientemente bueno, que no tienes talento. Permite que eso te entre por un oído y te salga por el otro.

Cuando Moisés se iba de Egipto, el faraón le dio todo el oro, las joyas y también le dijo que se llevase sus rebaños, pero antes le pidió que le bendijera con sus palabras.

Amado lector, ¿viste? Quien intentaba frenarle luego le preguntaba cómo lo había hecho.

¿Cuántas veces no han creído en nosotros?

Cuando me puse enfermo y después descubrí LA VOZ DE MI ALMA y ella me dijo que podía ser campeón de España de natación, recuerdo que muchos de mis amigos se burlaron de mí.

Les podía ver reírse cuando me daban la espalda. Escuchaba sus chismorreos cuando yo me alejaba. Ellos decían "mírale, creyendo que saldrá de esa enfermedad", "ya le dijeron que eso era crónico, ya se cansará", "me da pena, él cree que va a hacer algo en la vida", y así podría seguir un rato.

Pero no era importante lo que ellos dijeran de mí, más importante es lo que LA VOZ DE MI ALMA dijo de mí. Ella hizo de intermediaria entre el Universo y yo, me creó una visión y por FE la llevé a cabo.

Fui evolucionando, tuve que llenar mis oídos de algodón y dejar de ver lo que pasaba. Yo solo escuchaba la voz de mi alma y veía con los ojos de la Fe. No me fijaba en el reflejo, me iba todo el rato a la imagen. No me quedaba en la 3ª Dimensión, ¡me elevaba a la 5ª Dimensión!

Oraba sin cesar.

Todo el tiempo, **con INTENCIÓN. Mi ATENCIÓN estaba en mi DESEO y mis ACCIONES eran congruentes con ello**.

Un año y medio después, allí estaba yo. Nadando la final del campeonato de España junto a los 7 deportistas más importantes del país.

Podía ver a esos mediocres que medio-creen, murmurando otra vez. "Quizás tuvo suerte, pero él no puede ganar".

El árbitro dio la señal para subir al trampolín desde donde debías saltar al agua. Cuando sonara el silbato debía saltar lo más rápido posible y nadar como si no hubiera un mañana.

El árbitro dijo "preparados", yo me agaché, y justo antes de sonar el silbato, alguien hizo un ruido en la grada, alguno de esos enemigos, y caí antes al agua...

Eso en natación es descalificado, no hay una segunda oportunidad.

No podía creerlo, si yo había hecho MI PARTE, ¿qué pasaba con la parte del Universo? ¿Y SU PARTE?

Pero recuerda que ÉL es fiel a su promesa, y que los principios universales no fallan jamás.

Cuando salí del agua derrotado, llorando, me estaba alejando y una mano tocó mi hombro. ¡Era el árbitro! En 22 años que me dediqué a la natación, nunca vi a nadie que le dejaran volver a nadar. Pero ese día era diferente, ¡el Universo estaba equilibrando mis cuentas!

Me dijo que podía volver a nadar. Ahí se me quitaron todos los nervios y por fin supe con certeza que iba a ganar.

Gané.

Quedé campeón.

Hice record de España.

Me clasifiqué para el campeonato de Europa.

¡El Universo no solo me había compensado, sino que excedió mis expectativas!

Aquella noche ocurrió otro milagro.

Ya en el hotel, en la cena, se sentó conmigo uno de los chicos que más me había criticado. ¿Y sabes qué? ¡Me preguntó qué había hecho para lograrlo!

Hebreos 10:30 dice:

"Dios es un Dios justo, él pagara compensación por lo que se nos debe. Él establecerá y solucionará los casos de su pueblo".

¿Recuerdas lo que te dije?

Una manera en la que el Universo, Dios, Energía o como tú le quieras llamar, una manera en que Él te paga es preparándote una mesa en presencia de tus enemigos, eso significa que te va a promocionar enfrente de las personas que intentaban mantenerte abajo.

Él te mostrará honor y favor enfrente de los que dicen que eres muy pequeño, que no eres suficientemente bueno, que no tienes talento. Permite que eso te entre por un oído y te salga por el otro.

¡Y eso pasó!

¿Adivinas qué? Le conté todo mi proceso tal cual voy a contártelo a ti ahora.

Hay gente que necesita VER PARA CREER, pero nosotros, las ALMAS IMPARABLES, sabemos que necesitamos CREER PARA VER.

En la Biblia se dice:

"Un pueblo sin visión perecerá".

Nosotros vivimos porque sabemos crear VISIONES en la 5ª Dimensión y luego las experimentamos abajo, en la 3ª Dimensión.

Pero aquí está la magia de la vida:

NUESTROS ÉXITOS SON LAS VISIONES PARA AQUELLOS QUE NECESITAN VER PARA CREER

Cuando gané, aquellos medio-crees que no creían vieron una visión de que los sueños sí son posibles a pesar de las dificultades.

Ese día vi como el Universo compensó mis cuentas. Fui como los israelitas saliendo de la esclavitud con carretas de oro. Y cuando caí al agua y estaba descalificado según el reglamento, eso fue como cuando ellos se encontraron con el mar Muerto.

Pero igual que Moisés hizo su parte, yo hice MI PARTE. Entonces, igual que Dios abrió las aguas a los israelitas para que pasaran y se salvaran de los egipcios, a mí Él me dejó volver a nadar a pesar de que estaba descalificado.

En Isaías 61:7 dice:

"Como tuviste una doble porción de problemas, poseerás doble recompensa en la tierra y serás feliz para siempre".

Tienes que creer que el Universo compensa. Son principios universales que no fallan jamás. Este es el principio del RITMO de LA VOZ DE TU ALMA ¿recuerdas? Los potenciales excesivos se compensan, así que si has pasado por momentos complicados...

¡PREPÁRATE PARA UNA VIDA DE VICTORIA SIN PRECENDENTES!

Aquellos que te dijeron que no lo ibas a poder lograr, el Universo los sentará a tu mesa. Crea una visión con tu éxito para aquellos que necesitan ver para creer, pero para ello, necesitamos creer "que ya lo tenemos" en la 5ª Dimensión, para luego verlo en la 3ª Dimensión y que ellos lo vean también.

¿Me acompañas a crear ese futuro prometedor?

Gira la página y sigamos...

LO QUE CREES ES MÁS IMPORTANTE QUE LO QUE ES

En la década de 1950 dos grupos de investigadores hicieron una serie de estudios para comprar la cirugía de la angina de pecho con un placebo.

Se crearon dos grupos de control, uno al que se le hacía la cirugía real, y al otro que se le practicaban los cortes y la anestesia, todo real, excepto que no se le practicaba nada en realidad.

Un grupo de investigadores era de Seattle y el otro de Kansas City. Los cirujanos les hicieron las mismas incisiones a los dos grupos, pero a uno le hacían la ligadura de trompas mamarias y al otro no.

Los resultados de ambos grupos fueron asombrosamente parecidos: el 67% de los pacientes operados sintieron mejoría, menos dolor, y necesitaron menos medicación.

Lo interesante fue que el 83% de los que habían recibido el placebo habían tenido la misma mejoría.

¡EL PLACEBO HABÍA FUNCIONADO MEJOR!

La clínica Mayo había hecho un seguimiento durante más de 30 años a algunos pacientes, revelando que los que eran más optimistas vivían más años.

En el año 2002 publicó un estudio realizado a 447 sujetos revelando que los optimistas estaban más sanos física y mentalmente.

Los investigadores de la Universidad de Yale también hicieron un estudio con 660 personas de 50 años y más edad, durante 23 años y descubrieron que los que tenían una actitud positiva, vivían de media 7 años más.

LOS PENSAMIENTOS CREAN LA REALIDAD INDEPENDIENTEMENTE DE CUAL SEA ESTA

¡SIEMBRA SEMILLAS DE BENDICIÓN!

Es hora de sembrar semillas en los corazones de la gente que te rodea. Repasa lo que has leído hasta ahora y piensa con quién podrías compartir alguna frase, texto o parte del libro.

Incluso si lo deseas, puedes hacerle una foto a alguna parte del libro y publicarla en Facebook, Twitter o Instagram para compartirlo con tus amigos.

¡Y ahora es tiempo de DECLARACIONES!

Ponte la mano en el corazón, y repite conmigo en voz alta y con intensidad emocional:

YO SOY LÍDER, NO SEGUIDOR
ESCUCHO LA VOZ DE MI ALMA
POR MUCHOS NO DE MI PASADO,
HAY UN GRAN SÍ EN MI FUTURO
NO VENGAS A HABLARME DE DERROTA Y DE FRACASO,
¡YO HABLO DE VICTORIA, FE Y ESPERANZA!
NO IMPORTA DE DÓNDE VENGO, IMPORTA DÓNDE VOY
Y EN MI VIDA SE ABREN PUERTAS DE BENDICIÓN
PORQUE ¡YO SOY IMPARABLE!

¡BIEN HECHO!

Sigamos...

"Se le llama MILAGRO a algo que no está considerado
o aceptado por el SUBCONSCIENTE colectivo, y sin
embargo, es una creación propia de un ser humano en su
SUPRACONSCIENTE, considerado anormal porque contradice
la CREENCIA popular."

LAIN

EL PODER QUE CREÓ EL CUERPO, CURA EL CUERPO

Creo firmemente en que hay un Dios, una Inteligencia, una fuerza sobrenatural que crea todo lo que vemos. Esa fuerza que da vida a una semilla, que forma un niño a partir de dos células y que hace que todo esté perfectamente sincronizado en la naturaleza.

Lo único que debemos hacer es CREAR en la 5ª Dimensión una VISIÓN CLARA de lo que queremos experimentar y luego tener el CONTROL ABSOLUTO DE NUESTROS PENSAMIENTOS en el camino hacia la consecución de esa visión.

Todo órgano, toda célula de nuestro cuerpo, puede regenerarse en las circunstancias adecuadas. Incluido lo que la ciencia dijo que no. Todo nuestro cuerpo, todo, está diseñado para repararse a él mismo. ¡Somos nosotros quienes lo impedimos!

El ambiente adecuado no es tanto el externo como el aire, el agua o los alimentos, sino el interno, nuestros pensamientos y emociones. Buda decía que cada persona es el arquitecto de su propia curación y de su destino.

Ese poder que nos creó, es el poder que nos creará, y lo único que tenemos que hacer es apartarnos de su camino.

La ciencia está descubriendo que el 100% de las enfermedades son generadas por el estrés y tenemos tres tipos:

1. Estrés físico: provocando por traumas como caídas o golpes.
2. Estrés químico: provocado por bacterias, virus, malos alimentos, metales pesados en el cuerpo, etc.
3. Estrés emocional: provocado por trabajo, mala economía, muertes de seres queridos, desengaños amorosos, etc.

Todo este estrés lo que hace es activar el cuerpo porque este percibe peligro. Y el problema es que si te persigue un león eso está justificado y ese mecanismo hará que utilices el 100% de tu energía para huir o pelear.

Pero en la actualidad, ese león es tu pareja, tus deudas, tu jefe, los recibos, tus amigos, etc. Y en esas situaciones de estrés tu organismo segrega cortisol, adrenalina, noradrenalina, y al estar en ese estado de alerta, movilizas recursos de tu cuerpo y van a parar a los músculos, pero debilitan el resto de funciones que poco a poco van dejando de trabajar, y tu cuerpo se va estropeando.

Entre otras cosas, el estrés debilita el sistema inmunológico, que es el encargado de luchar contra lo que puede matarte.

Te daré un dato, cuando a un paciente se le tiene que trasplantar un órgano, se le administran hormonas del estrés. ¿Por qué? Esto se hace porque así su sistema inmunológico se debilita y no rechaza el órgano nuevo.

Imagina el poder devastador que tiene en tu cuerpo el estrés y la poca capacidad de lucha frente a virus, bacterias o células anómalas que se empiezan a reproducir más de la cuenta.

O sea, que el ESTRÉS es lo que tenemos que evitar si queremos evitar la ENFERMEDAD.

Y el problema de nuestra medicina es que los doctores se centran en el síntoma, y entonces nos suministran medicamentos para sanar el síntoma.

No quitan resfriados, gripes, erosiones cutáneas, cánceres, sustituyen órganos daños, etc. pero el problema no está en los EFECTOS, está en las CAUSAS.

Recuerda que el mundo se comporta como un espejo. Observa la imagen.

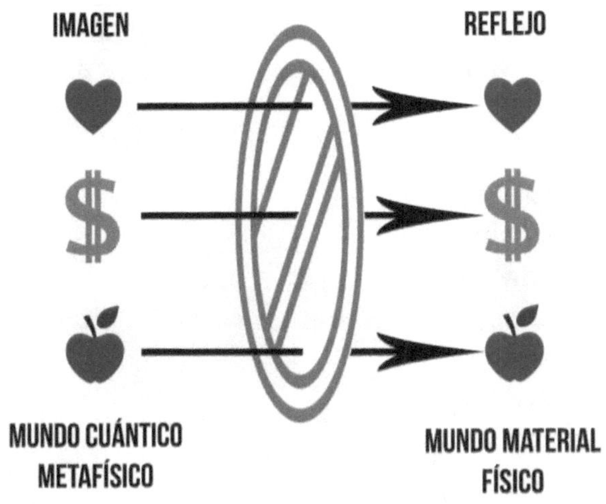

Entonces, cualquier problema que haya en el mundo físico/material, en realidad es solo un SÍNTOMA que nos ayuda a hacer cambios en el mundo metafísico/cuántico.

Nuestro reflejo es la única manera de saber qué tenemos en el otro lado, pues este es el RESULTADO. Como nuestras CREENCIAS son las que lo crean todo, pero estas son inconscientes, no hay forma de saber si lo estamos haciendo bien o mal más que por los síntomas que nos muestra.

Mala economía es síntoma de malas creencias con respecto al

dinero. Soledad, malas relaciones, relaciones de dependencia, son síntomas. Y la enfermedad es un síntoma.

Como un árbol que da sus frutos, si éstos no son adecuados no está allí el problema, sino en las raíces.

El fruto de nuestras vidas es solo el síntoma de nuestra salud interna.

Por eso en la Biblia, concretamente en Génesis, 2, se nos dice:

"Mas del fruto del árbol del conocimiento del Bien y del Mal, no comerás, porque seguro que si comieres de él morirás".

Comer en la Biblia es el símbolo de pensar. Pensar en el fruto es comer de la propia comida una y otra vez. Lo que significa esto es que estamos todo el tiempo repitiendo el mismo patrón.

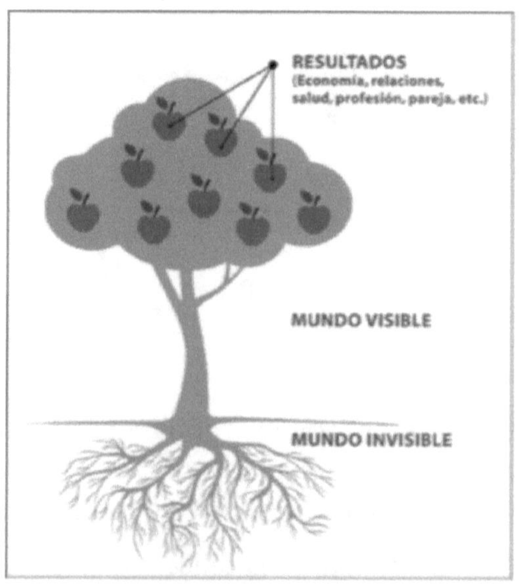

Entonces lo que ocurre al comer del fruto es que entramos en un círculo vicioso en el que el fruto condiciona las raíces y estas crean más de ese fruto.

Por eso Jesús decía:

"Cuando comíais de lo muerto lo hacías revivir".

Si comes del fruto de tu creación, estarás ahí siempre. Debes comer de un fruto diferente en tu mente, para luego verlo manifestado en el mundo material.

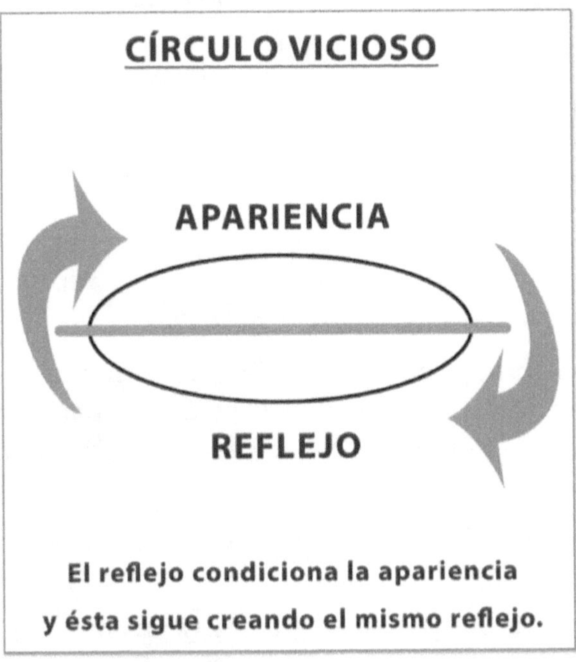

Al tener el conocimiento de los principios de la creación expuestos en LA VOZ DE TU ALMA, nosotros nos convertimos en el árbol que da los frutos de nuestra vida.

No comas del fruto que produces. No juzgues por lo que ves en el exterior.

El conocimiento racional es el enemigo del cambio y de la concepción e integración mental de los principios metafísicos/ cuánticos. En la Biblia se llama a los principios cuánticos "un niño", porque es puro e inocente.

Por eso Jesús decía:

"En verdad os digo que si no os convertís y os hacéis como niños, no entraréis en el reino de los cielos".

No puedes conectar con estos principios y entrar en la 5ª Dimensión si no vuelves a creer desde esa pureza e inocencia, porque mientras sigas creyendo en lo que te han enseñado, no podrás crear algo nuevo en tu vida.

Imagina una cuerda con un nudo en medio. En el lado derecho la cuerda es más ancha y más corta, pero tiene fin. El lado izquierdo es más largo pero más estrecho.

Imagina una hormiga que está delante de la cuerda en el nudo, y tiene que elegir a qué lado ir. Si elige el lado derecho porque es más ancho y cómodo, pronto caerá y morirá porque esa cuerda tiene fin.

Pero si elige el lado difícil, entonces su vida será próspera e infinita.

Bien, el nudo representa el conflicto ALMA-MENTE, en el que el ALMA que conoce estos principios universales lucha con la MENTE racional que los rechaza.

Tarde o temprano debemos elegir.

Jesús dijo:

"Pedid, y se os dará; buscad, y hallaréis; llamad, y se os abrirá".

Esto significa que podemos lograr lo que queramos, si le ponemos intención y tomamos acción, porque fíjate que todo esto son ACCIONES.

Pero, ¿a qué puerta hay que llamar?

Y el problema del ser humano es que toca la puerta equivocada. Elegimos el camino de la derecha y por eso no llegamos muy lejos en la vida.

Jesús dijo:

"Entrad por la puerta estrecha; porque ancha es la puerta, y espacioso el camino que lleva a la perdición, y muchos son los que entran por ella; porque estrecha es la puerta, y angosto el camino que lleva a la vida, y pocos son los que la hallan".

Si observas todas las personas que han logrado grandes cambios y transformaciones en sus vidas, han elegido el camino de la izquierda, el menos transitado.

El camino en el que han sido criticados, incomprendidos, el camino más difícil, la puerta más estrecha, el camino más angosto, pero por eso "muchos son los llamados y muy pocos los elegidos", porque en un momento dado debemos elegir.

Cuando me diagnosticaron esa enfermedad estaba como esa hormiga delante de un nudo mental, en el que la mente me daba por muerto y el alma me decía que había algo más.

Elegí el camino más difícil de CREER, el camino menos transitado.

Cuando escribí *LA VOZ DE TU ALMA*, mi mente me decía que hiciera un libro más "racional", que la gente se iba a reír de mí. Pero yo sabía que la verdad nos hace libres y por eso elegí el camino de mi alma para brillar con luz propia.

Jesús dijo:

"Dichoso aquel que se encuentra en el principio: él conocerá el fin y no gustará la muerte".

Porque cuando no comes del fin, sino que creas el principio, tú eliges el final que deseas en tu mundo material. O sea, que cuando eliges las raíces creas frutos diferentes.

Al no comer del fruto, no mueres, porque no creas algo indeseable fruto de tus condicionamientos pasados, sino que creas algo nuevo, original, único en tu vida independientemente de tu pasado o tu herencia familiar.

La puerta pequeña y el camino angosto es aprender el principio. Es decir, los principios de LA VOZ DE TU ALMA, pero para ello hay que ser como un niño, recuperar la inocencia y poder conectar con esa dimensión superior.

Muchas personas enseñan estos principios, pero pocos hay que los practiquen.

"Por sus frutos los conoceréis".

Jesús llamaba a estos individuos "falsos profetas que vienen a vosotros vestidos de ovejas, mas por dentro son lobos rapaces".

Cuando un médico me dijo que mi enfermedad era incurable, era ese falso profeta que no conocía la verdad.

Él había elegido el lado derecho de la cuerda, yo elegí el izquierdo.

¿Cuál eliges tú?

Él añadía:

"Por sus frutos los conoceréis.
No se cogen uvas de los espinos ni higos de los abrojos".

O sea, que de una misma fuente no pueden brotar dos aguas.

Quiero que entiendas algo, si cambias tus pensamientos por unos más positivos, los negativos se irán. Las conexiones neuronales del pasado que te llevaron a tu vida actual, no son eternas, sino que tú las mantienes al reforzarlas con los mismos pensamientos y emociones.

En la década de 1990, este concepto le valió el Premio Nobel al neuropsiquiatra Eric Kandel, quien descubrió que cuando no usamos las conexiones neuronales, estas empiezan a reducirse en tan solo 3 semanas.

¿Cómo cambiaría tu vida si aplicaras los principios de la saga de LA VOZ DE TU ALMA en las primeras 3 semanas?

Pues no me lo creas, COMPRUÉBALO.

Cuando dejas de comer del fruto de tu pensamiento y creas otro nuevo, el anterior se marchita y muere, mientras que el nuevo crece y se vuelve más grande, fuerte, poderoso, brillante.

Esto me lleva a comentarte algo importante que hice para recuperar mi salud...

He visto actuar los principios de LA VOZ DE TU ALMA en mí y en cientos de miles de personas en todo el mundo, y existe una verdad que debes aceptar en tu mente:

Todo busca el equilibrio en el Universo, por lo tanto, si has pasado un periodo difícil, ahora estás condenado a la victoria.

Si has tenido problemas de salud, aplicando estos principios estás condenado a ser una de las personas más vitales y saludables del planeta.

EL MOTIVO SÍ IMPORTA

En el año 2010 tuve la oportunidad de poner a trabajar estos principios de nuevo. Estando en la Universidad, siguiendo cursos de la carrera de ciencias de la actividad física y el deporte, me llamó mi entrenador diciéndome que habían cambiado la junta directiva del club y que ya no podían darme más becas económicas para estar en Madrid.

Yo quería estar allí, pero pensándolo de una forma racional era imposible. Así que, porque no me quedaba otra opción, tuve que poner a funcionar los principios de LA VOZ DE TU ALMA otra vez, como cuando sané a los 14 años.

Esta vez, sin embargo, debía enfocarlo al área del dinero.

Durante todo el proceso para atraer el dinero (que nombro en mi libro *CÓMO ATRAER EL DINERO*) solo pensaba en una cosa:

QUERÍA TENER UN HECHO TAN IRREFUTABLE E INCUESTIONABLE (UN MILAGRO) PARA QUE EL MUNDO ME CREYERA Y EMPEZARA TAMBIÉN A UTILIZARLO A SU FAVOR.

ESE ERA MI PRINCIPAL MOTIVO. QUERÍA DEMOSTRAR QUE ESTOS PRINCIPIOS FUNCIONAN.

Estaba cansado de ver a "falsos profetas" que prometían que esto funcionaba pero no tenían nada que mostrarme. Yo no me sentía con la moralidad de hablar de algo de lo que no tenía resultados.

Así pues, con ese motivo en mente, inicié y terminé mi proceso que, para resumirte, pasó de 0 a 30.000 euros en 3 meses y medio, sin tener ninguna opción lógica y racional para lograrlo.

Así de poderosa es nuestra alma, esa chispita divina capaz de concedernos todo lo que nuestra mente le ordene.

Puse a trabajar los propios principios de LA VOZ DE TU ALMA cuando las editoriales me cerraron las puertas. Tenía un motivo, quería ganar más dinero con los libros para poder seguir invirtiendo en publicarlos y que todo el mundo los conociera.

Pues bien, cuando estaba superando la enfermedad, mi motivo no era la medalla. No era ganar. Mi motivo era demostrar que cualquier etiqueta de "imposible" no es verdad.

Quería demostrar al mundo, y ayudar así con ello, a que las personas se dieran cuenta de este inmenso poder creador que todos tenemos, y que no importan los informes ni diagnósticos.

Cuando hay un MOTIVO importante para alcanzar nuestro deseo, entonces el ALMA se pone en marcha.

Y también hice un gran descubrimiento:

ESE MOTIVO DEBE INVOLUCRAR POSITIVAMENTE A OTROS

Y esto es muy importante, porque si el ALMA es nuestra chispa divina y creadora, ella conoce el principio del **entrelazamiento cuántico** del cual te hablaré más adelante, y que nos dice que TODOS SOMOS UNO y estamos conectados.

Por lo tanto, no es posible que el ALMA utilice todo su poder si no va a involucrar a otros. Así debe ser en tu MENTE.

Y pensarás, ¿qué ocurre con esas personas que han hecho tanto mal a la humanidad? Por ejemplo, Adolf Hitler. Él creía que estaba haciendo un bien y su mente dirigió los pensamientos junto a la energía del alma hacia ese fin.

Sea como sea, tu ALMA se sobrecargará de energía si aquello que tú deseas beneficia también a los demás.

Piensa en ello:

¿Cuál es tu motivo para vivir, esa ilusión que hará que los demás también estén mejor?

La persona que vive es porque encuentra un motivo para vivir.

La persona que prospera es porque encuentra un motivo para prosperar.

La persona que ama es porque encuentra un motivo para amar.

El motivo sí importa y cuanto más grande es el porqué, más fácil es el cómo.

Y si por lo que sea tus informes, diagnósticos o estadísticas son negativos, entonces tienes que hacer esto...

Vamos a darle otro clic mental a tu mente.

Si ahora no estás saludable, lo primero que tienes que querer es estarlo. Por algo Jesús siempre le preguntaba a los enfermos:

¿QUÉ QUIERES?

El primer paso para la sanación, la energía y la vitalidad es desearlo para ti.

Nos han enseñado que a medida que envejecemos enfermamos, nos volvemos cansados, amargados, apáticos, mal-humorados, etc.

¿Y si les mostramos a todos aquellos que creen eso que están equivocados?

Y si formamos una sociedad de imparables en la salud, que cuanto más envejecemos más ganas de hacer cosas tenemos, como el buen vino, cuanto más mayor mejor.

Hay innumerables casos de personas que son ejemplo en esto. Búscalos porque están. Personas que a avanzada edad empezaron a cuidar su cuerpo y ahora lucen como gente de 20 años.

¿Dónde está el límite?

Lo pones tú.

Tu Propósito está detrás de aquello que en el pasado te detuvo por una idea errónea.

Has estado enfermo, pues ahora toca ser súper saludable y que la gente te vea como modelo a seguir.

Has estado pobre, ahora toca ser rico.

Has estado solo, ahora toca tener relaciones prometedoras.

¿Qué mayor propósito que obsesionarte divinamente por salir de la situación que no quieres y dirigirte a la situación ideal, y con ello ayudar al mundo a creer?

¿Cuál es tu Propósito?

¿Qué quieres?

Jesús preguntaba a los enfermos:

¿Quieres estar bien?

La respuesta tiene que ser un SÍ rotundo.

Cuando un enfermo terminal es preguntado si quiere vivir, siempre responden:

Sí, pero así no.

¡No puede haber "peros" para tu salud!

La respuesta debe ser un SÍ. Un gran SÍ rotundo. Sin ninguna otra opción que no sea la de estar bien.

Querido lector,

¿Quieres estar bien?

Existe un término llamado EPIGENÉTICA.

Esto significa que tú puedes elegir qué expresión de tus genes quieres tener. Entre todas las posibilidades que hay en tu genética, después de millones de generaciones atrás, tú puedes elegir cuáles de esos genes activar.

Esto es lo que hace que dos hermanos gemelos uno esté enfermo y el otro sano. Los dos nacieron igual, pero activaron con el tiempo genes diferentes.

Por eso con el tiempo cada vez se parecen menos. Porque tú activas tus genes con tus pensamientos y tus hábitos.

Elige y elige bien.

Y lo primero:

¿Tú quieres estar bien?

PIDE UNA SEGUNDA OPINIÓN... ¡O UNA UN MILLÓN!

He experimentado este concepto muchas veces en mi vida y no solo en la salud, sino en cualquier ámbito en el que quería transformarme.

Cuando tienes un problema, un experto te dirá lo que él cree. Si tú le das poder, creerás lo mismo que él.

Por eso en la Biblia se dice:

"No os haréis ídolos, ni os levantaréis imagen tallada ni pilares sagrados , ni pondréis en vuestra tierra piedra grabada para inclinaros ante ella; porque yo soy el SEÑOR vuestro Dios".

Esto significa que no le des poder a nadie más que a tu poder creador.

En nuestra cultura hemos idolatrado a algunas personas, de tal forma que lo que ellas digan ni siquiera lo cuestionamos, lo damos por hecho y se acabó. Lo creemos y lo manifestamos.

Todos los millonarios que conozco lo son porque han desobedecido las opiniones de los expertos. De no ser así no existiría un Microsoft, un Apple, o un Amazon, entre muchos otros.

Lo mismo ocurre en la salud, cuando un médico te dice en nuestra cultura algo, lo damos por hecho y le damos el máximo poder. De hecho, sabemos que en el 90% de los casos, la enfermedad se graba drásticamente después del diagnóstico, es decir, después de que el médico te hiciera consciente de lo que tenías.

¿Por qué?

Porque la gente lo cree. Y por eso lo ve.

Cuando me diagnosticaron esa enfermedad, no me quedé con esa opinión. Fui a muchos médicos hasta que uno me dijo que no pasaba nada y que eso lo íbamos a solucionar.

¿Qué hice allí?

Primero tener FE en que eso sí era curable y después, aprovechar los mecanismos de mi mente a mi favor. Ya que estaba condicionado para creer en un médico, busqué a uno que dijera lo que yo quería.

¿Ves lo que trato de explicarte?

Después de quedar campeón de España y superar esa enfermedad, al año siguiente en una competición hice un mal gesto y rompí un cartílago de mi hombro.

No podía casi nadar, el dolor era insoportable. Fui a médicos, me hicieron pruebas y me dijeron que me tenían que operar. Después de todo lo que había pasado y ahora me decían eso.

Sabía que si me operaban se acababa la natación, porque en el alto rendimiento cualquier pequeño cambio se nota, y una operación iba a limitar el movimiento del hombro.

Pero hice lo mismo, salí a buscar una segunda opinión y tenía claro que no pararía aunque tuviera que buscar un millón de opiniones.

La encontré, empecé a trabajar con esa persona y en menos de dos años estaba haciendo los mejores tiempos de mi vida y ganando medallas otra vez.

Vi este poder trabajar en otro amigo mío. Me llamó un día llorando porque le habían dicho que le tenían que operar del hombro y que no podría volver a nadar.

Le expliqué mi historia, me hizo caso y un año después se clasificó para los Juegos Olímpicos de Londres 2012 y fue varias veces finalista en campeonatos de Europa y del mundo, convirtiéndose en capitán de la selección española de natación.

"Según tu Fe te es dado", no crees falsos Dioses, pero si lo vas a hacer, adora al Dios que te hable de sanación.

Cuando quise lanzar LA VOZ DE TU ALMA todas las editoriales me cerraron las puertas. Decían que era un libro más, que yo no era escritor, que ya había mucho escrito sobre eso.

Pero no les endiosé. No creé falsos dioses. Ellos opinaban eso, pero no era mi opinión. Así que busqué una segunda opinión, ¡o una un millón!, y el resultado es que se convirtió en el libro de crecimiento personal y espiritualidad más leído en el mundo de habla hispana.

Ha transformado millones de vidas y todo porque busqué más opiniones, no formé ídolos de editoriales expertas, sino que fui como un niño, confié, elegí el camino de la izquierda, toqué la puerta más estrecha y angosta y se abrieron puertas de bendición en mi vida y la de todas las ALMAS IMPARABLES del mundo.

Tienes que darte cuenta de la verdad que nos hace libres. Cuando la conozcas y la integres, te vas a volver IMPARABLE.

Así es cómo nosotros creamos la realidad:

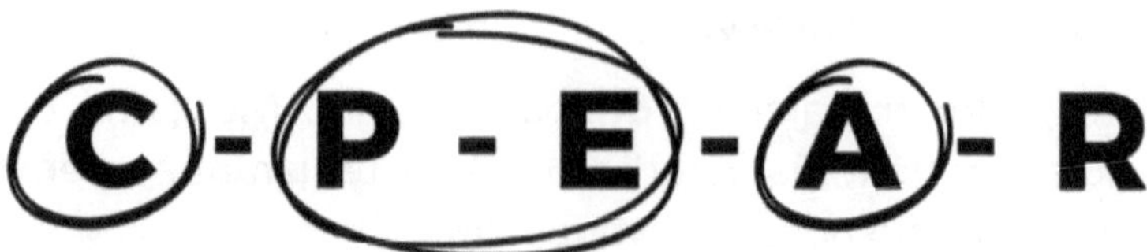

Nuestras Creencias determinan lo que Pensamos y esto nuestras Emociones, esto nos lleva de manera inconsciente a realizar distintas Acciones programadas que nos llevan a un Resultado en la Salud, el Dinero o el Amor.

Los Pensamientos y Emociones son la clave del proceso porque estos determinan nuestra VIBRACIÓN, el ESTADO. La VIBRACIÓN en la que estemos determina al mismo tiempo la calidad de todo lo que atraemos y nuestra capacidad para no solo atraer, sino de acercarnos a aquello que queremos.

Si tenemos en cuenta los chakras, los tres primeros son la emoción, los tres últimos son el pensamiento, y ambos se unen en el cuarto para crear el Sentimiento, que es la unión de Pensamiento y Emoción.

El Sentimiento es el LENGUAJE DEL CAMPO CUÁNTICO. Es lo que determina la calidad de nuestras vidas, incluida la de nuestra salud.

Así que el problema cuando enfermamos o nuestros niveles de vitalidad son bajos, es que al administrar medicamentos quitamos un síntoma, pero lo que lo crea sigue su curso.

Y también, por otro lado, la mayoría de medicamentos quitan un síntoma pero estropean otra cosa. Entonces hay que tomar más pastillas para sanar esa otra cosa, entrando en un círculo vicioso que no termina bien.

La medicina occidental es muy efectiva en los casos de estrés físico. Si hay un accidente mejor que te lleven a un médico. Pero en el caso de enfermedades generadas por el estrés químico o emocional, es mejor recurrir a ese poder sanador que nuestro propio cuerpo ya posee y que algunos especialistas nos ayudan a re-activar.

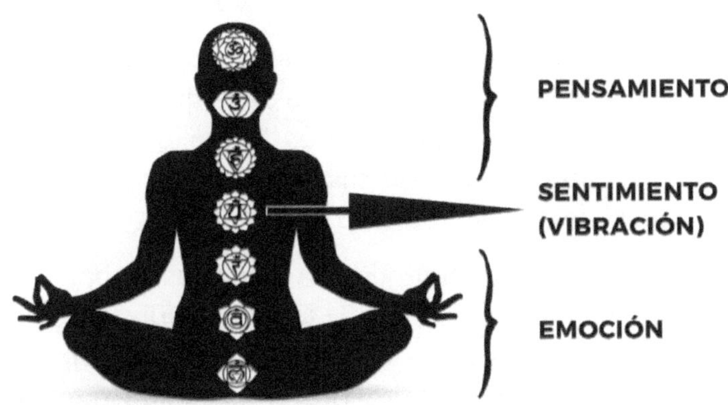

PENSAMIENTO + EMOCIÓN = SENTIMIENTO ➤ VIBRACIÓN

Para una enfermedad crónica, debemos utilizar un método holístico que incluya el físico, la mente y las emociones. Pero si tienes una enfermedad aguda como una infección o algún trauma, entonces utiliza la tecnología de la medicina moderna.

Sea como sea, nunca te conformes con menos de lo que quieres. Si un "falso profeta" te dice que es imposible, no crees un falso dios de él, ve a uno que te diga que SÍ.

Por muchos "NO" de tu pasado, hay un "GRAN SÍ" en tu futuro.

Pero para tener ese gran sí, no debemos "comer de lo muerto", no "comas del fruto prohibido", no enfoques tus pensamientos en el REFLEJO, concéntralos en la imagen.

Todo lo que captas a partir de tus sentidos en la 3ª Dimensión, es un reflejo de tu pasado. O sea que:

TU PRESENTE ES TU PASADO MATERIALIZADO

Y cuando le prestas atención a tu reflejo, en realidad estás creando una imagen mental de tu pasado, y como esos son tus pensamientos dominantes, eso es lo que vuelves a crear abajo.

Como esas estrellas que ves en el firmamento, muchas de ellas ya no existen, solo ves la reminiscencia de lo que un día fueron. Del mismo modo, lo que ves ahora en tu realidad material no tiene vida, es solo el reflejo de tus pensamientos del pasado, que es lo que sí tuvo vida y por eso se manifestó.

Tienes que ir ARRIBA y estar ARRIBA mientras trabajas en tu cotidianidad. Es decir, ALQUILAS TU CUERPO a una tarea de tu día a día, pero tu MENTE y tu ALMA están en la 5ª Dimensión viviendo lo que deseas experimentar y sintiendo que eso ya está aquí, "creyendo que ya lo tienes".

Sí, así lo hice yo.

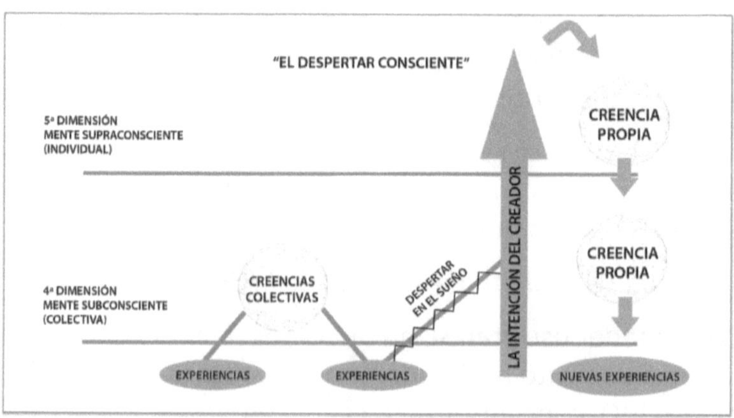

Necesitas despertar del trance hipnótico de tus CREENCIAS y salir del molde colectivo para crear tu propio molde. Si no tienes el grado de salud que deseas, incluida la energía y vitalidad que anhelas, significa que estás comiendo del fruto prohibido y que tu mente está en un molde que no quieres.

Sal del molde de la enfermedad, el cansancio y la apatía; vente con nosotros al molde de la salud, energía y vitalidad ilimitadas.

Las experiencias de la 3ª Dimensión son el fruto, pero no debes ver con ojos físicos, mira con ojos de la Fe. No importa qué ves ahora, importa qué verás mañana.

Pero para cambiar el mañana debemos cambiar el hoy.

¡Despierta!

Date cuenta de cómo se crea la realidad. Vete arriba, conecta con la mente supraconsciente, crea un nuevo molde de ti mismo y luego *"ora sin cesar"*.

Quiero decirte, amado lector, que ha llegado tu momento para triunfar.

Es fácil pensar que cuando quieres cambiar algo, tu situación es permanente. **El primer lugar donde perdemos la batalla siempre es en nuestra mente.**

Tienes que ver cualquier limitación actual como algo temporal. En el momento en que aceptas algo negativo como normal, es cuando echa raíces y se vuelve tu realidad.

Tienes que salir de tus pensamientos cotidianos. Este cansancio, esta enfermedad, no puede quedarse en tu cuerpo, a menos que tú se lo permitas.

Tus mejores victorias aún están por llegar, ¡tienes que avivar tu FE!

Descarta tus pensamientos negativos. Todo eso no vino para quedarse, todo eso es temporal. El Universo puede cambiar cualquier situación. Puede tomar tu hora más oscura y convertirla en la más brillante.

¿Cómo harás que pase?

Empieza a hablar que va a pasar. Empieza a pensar que va a pasar. Empieza a actuar como que va a pasar. No entres en negatividades, no te apropies de esa mediocridad. No te pertenecen esas dificultades.

Quizás estés en ese lugar, pero no es donde te vas a quedar. No le des domicilio permanente, no le dejes que se mude y tome residencia en ti.

San Pablo decía:

"Esas leves aflicciones son temporales".

Puede que parezca grande, pero debes verlo como leve y temporal. Haz de montañas auténticos granos de arena. Reduce la tragedia a meros pasos temporales.

Los israelitas habían sido esclavos por muchos años y parecía que no iba a cambiar. Moisés tuvo un hijo y lo llamó Gerson, que significa *"forastero en esta tierra"*. Él ya lo estaba declarando, estamos esclavizados aquí, pero no somos de aquí. Somos forasteros en esta tierra.

Cada vez que veía a su hijo y le llamaba por su nombre, tenía un recordatorio de que esa esclavitud no había venido para quedarse, era algo temporal.

Haz lo mismo con tu mala salud, di que no eres un ciudadano allí, eres extranjero en tu enfermedad. Quizás es lo que tienes ahora, pero no es quien eres. Eres un ser bendecido por el Universo.

Es fácil convertir el estado de oración en una sesión de quejas. No le lleves al Universo tus problemas, llévale tus bendiciones. Agradece por adelantado por los milagros que verás.

No seas huésped de ese estado que no quieres, sé un forastero en la mala salud. Quizás nada de lo que digas sea verdad ahora, pero de eso se trata la FE.

En la Biblia se dice:

"Llama las cosas que no son como si fueran".

Dios llamó a Abraham *"padre de naciones"* incluso antes de tener su primer hijo. Tienes que cambiar lo que sale de tu boca, no hables de lo que es, habla de lo que ha venido a ser.

¡SIEMBRA SEMILLAS DE BENDICIÓN!

Es hora de sembrar semillas en los corazones de la gente que te rodea. Repasa lo que has leído hasta ahora y piensa con quién podrías compartir alguna frase, texto o parte del libro.

Incluso si lo deseas, puedes hacerle una foto a alguna parte del libro y publicarla en Facebook, Twitter o Instagram para compartirlo con tus amigos.

¡Y ahora es tiempo de DECLARACIONES!

Ponte la mano en el corazón, y repite conmigo en voz alta y con intensidad emocional:

YO SOY LÍDER, NO SEGUIDOR
ESCUCHO LA VOZ DE MI ALMA
POR MUCHOS NO DE MI PASADO,
HAY UN GRAN SÍ EN MI FUTURO
NO VENGAS A HABLARME DE DERROTA Y DE FRACASO,
¡YO HABLO DE VICTORIA, FE Y ESPERANZA!
NO IMPORTA DE DÓNDE VENGO, IMPORTA DÓNDE VOY
Y EN MI VIDA SE ABREN PUERTAS DE BENDICIÓN
PORQUE ¡YO SOY IMPARABLE!

¡BIEN HECHO!

Sigamos...

HAGÁMOSLO FÁCIL, ¿ESTÁS DE ACUERDO?

Soy consciente que para crear INTENCIÓN se necesita energía, pero para crear energía se necesita INTENCIÓN. Es como la pescadilla que se muerde la cola, ¿verdad?

Me explico...

Cuando me diagnosticaron la fatiga crónica, apenas podía sostenerme en pie. Dirigir los pensamientos agota, así que si te pongo un proceso muy arduo y complicado, sé de sobras que será complicado que lo completes.

Por eso, no te preocupes, este libro va a ser fácil. Muy, muy, muy fácil. Vamos a ir a las bases verdaderas para que puedas recuperar tu energía y, a partir de ahí, construir una vida extraordinaria.

Hay tres áreas importantes: SALUD, DINERO y AMOR.

La SALUD es la base sobre la que se consigue amor y dinero. Por lo tanto, es lo primero que debemos trabajarnos.

¿Sabes por qué los niños se manifiestan tan rápidamente? ¡Porque tienen energía!

Aprendí algo,

EN LA VIDA GANA QUIEN TIENE MÁS ENERGÍA

¿Alguna vez has discutido con algún niño?

Nunca podrás ganarle, no porque no tengas razón, sino porque él tiene más energía.

Recuerdo un amigo mío que recién es papá de un niño maravilloso. Un día, se le ocurrió decir que si terminaba los deberes le llevaría al parque de atracciones.

Mi amigo pensaba que el niño se olvidaría de aquello, pero no fue así. Todos los días se despertaba y lo primero que hacía era preguntar por el parque de atracciones.

¿Adivinas?

Fueron al parque de atracciones.

Así debes ser tú con el Universo, debes reclamar lo que es tuyo. Pero ¿cómo lo harás si estás agotado?

El enfoque que le daremos al proceso es también muy importante. Tenemos que prestarle atención a lo que queremos, no a lo que no queremos.

Debemos saber que el Universo nos entrena a través de las dificultades. Estas nos dan las habilidades para poder sostenerlos después, pero no podemos superar el desafío si estamos cansados.

¿Recuerdas esos días en que te sentías energético, vital, entusiasmado por la vida?

No importaba qué se te pusiera por delante, ¡podías con todo!

Ahora piensa en algún día en que tuviste aunque fuera un simple catarro. ¿Qué pasaba? Eras más vulnerable, cualquier desafío podía derrumbarte.

Para ser imparable y lograr una vida superior necesitas más energía.

Por lo tanto, te insisto, no te centres en recuperar la salud, concéntrate en obtener más energía.

EL ENFOQUE DE TU ATENCIÓN DEBE IR A OBTENER MÁS ENERGÍA, NO EN RECUPERAR LA SALUD.

Esto es importante porque si te ENFOCAS en recuperar la salud, eso implica que previamente ha habido enfermedad, ¿verdad?

Imagínate a un niño rebosante de energía y vitalidad, ¿crees que se va a enfocar en recuperar la salud? En cambio, piensa en un adulto enfermo y cansado, ¿verdad que su enfoque será ese?

Entonces, tú tienes que "creer que ya lo tienes" y "lo recibirás". Si tú ya estás saludable, tu objetivo es tener más energía.

Más energía ¿para qué?

Por supuesto, para conquistar sueños.

Imagina los rayos del sol y una hoja seca. Si enfocamos con una lupa esos rayos del sol en un solo punto, la hoja arderá, pero si no, no pasará nada.

Esto sucede por dos cosas:

1. El sol tiene mucha energía.
2. Enfocamos esa energía en un solo punto.

Si alguna de estas dos no se cumple, la hoja no arde, ¿cierto?

Lo mismo sucede con nuestros sueños. Tenemos que TENER MUCHA ENERGÍA y luego concentrarla en un solo punto, NUESTROS SUEÑOS.

Esto es importante porque muchas veces queremos transformar nuestras vidas, pero se nos hace muy complicado porque estamos agotados.

No es necesario estar enfermo, simplemente con sentirse enfermo es suficiente para no prosperar en la vida. ¿Ves la diferencia de estar enfermo a sentirse enfermo?

La mayoría de los adultos se sienten enfermos. Tienen poca energía y vitalidad, culpando a la edad por ello.

¡No es la edad!

Y la energía determina tu vibración. Porque vibraciones similares vibran juntas, cuando estás agotado tu vibración es baja y atraes cosas bajas, incluida la enfermedad, los pensamientos negativos, emociones tóxicas.

Cuando en tu vida estás negativo, emocionalmente mal, eres más susceptible a enfermarte, ¿verdad? Eso es porque bajas la vibración y la enfermedad vibra bajo. Si entras alguna vez en un hospital verás qué vibración hay allí.

Es importante la energía porque somos antenas emisoras y receptoras de información. Pero esto tan interesante mejor te lo cuento en el siguiente capítulo.

¡Ya verás qué revelación!

¿Me acompañas?

LA RISA ELEVA LA VIBRACIÓN Y PROVOCA LA CURACIÓN

Norman Coussins, analista político y editor de una revista, en 1976, publicó un artículo en el *New England Journal of Medicine* sobre cómo había usado la risa para revertir una enfermedad que podía haber sido mortal.

El médico de Coussins le había diagnosticado espondilitis anquilosante, una forma de artritis que causa la descomposición del colágeno, por supuesto degenerativa, y le había dado una posibilidad entre 500 de curarse.

Norman sufría un dolor enorme y le costaba tanto moverse que casi no podía ni moverse de la cama.

Convencido de que su permanente estado mental negativo le había producido la enfermedad, tomó la decisión de que si permanecía en un estado mental positivo todo el tiempo, la enfermedad se podía revertir.

Mientras seguía visitando a su médico, Coussins tomaba unas dosis masivas de vitamina C y empezó a ver películas de los hermanos Marx, así como otras de humor y cosas cómicas.

Descubrió que con 10 minutos de reír a rienda suelta, podía dormir dos horas sin dolor. Al final consiguió recuperarse del todo, a base de partirse de risa todos los días.

¿Qué pasó aquí?

VIBRACIONES SUPERIORES
DOMINAN A LAS INFERIORES

Si elevas tu vibración por encima de tu enfermedad, esta desaparecerá.

AUMENTA TUS PROBABILIDADES

Me considero más espiritual que científico, eso sin duda, pero mi mente siempre se resistía a estos conocimientos, porque ella estaba entrenada y adoctrinada desde que yo era muy pequeño a creer en lo que la ciencia decía.

Para mi mente, la espiritualidad es una cosa intangible, nada racional, no hay lógica en ella y por tanto no la cree. Afortunadamente, hoy tenemos muchas evidencias de que esto es real, gracias a un grupo de científicos que se jugaron sus carreras por demostrar lo que hoy es ya una realidad: NOSOTROS SOMOS CREADORES.

Esto ayuda a mi mente racional a creer en lo que mi alma ya sabe. Y si las dos se unen en este conocimiento, entonces somos imparables hacia nuestros sueños.

Según las leyes de Newton, las cosas existían de forma independiente unas de las otras. Pero esta visión "cómoda" de la realidad, en la que la materia era como un pequeño universo formado por átomos que, al parecer, se forman por un conjunto de protones, neutrones y electrones distribuidos como un sistema solar en miniatura, se ha descubierto que esta visión en realidad no es real.

A comienzos del siglo XX, el físico danés Niels Bohr y su ayudante Werner Heisenberg se dieron cuenta de que los átomos no son pequeños sistemas solares en miniatura, sino algo mucho más caótico: son pequeñas nubes de probabilidad. Las partículas subatómicas no son algo sólido y estable, sino que existen como una potencialidad de cualquiera de las entidades futuras, que es lo que se conoce como **SUPERPOSICIÓN o la suma de todas las probabilidades**.

Y esto es importante, querido lector. Ten muy en cuenta esto:

NO PODEMOS ASEGURAR UN FUTURO,
PERO PODEMOS AUMENTAR SUS PROBABILIDADES.

Tu intención se junta con la de otros miles de personas de tu alrededor, y se unen las probabilidades infinitas de tu futuro con las de tu pasado. Todo eso se mezcla en el campo cuántico y crea una posibilidad.

O sea,

SE UNEN TODOS TUS PENSAMIENTOS, LOS DE LAS PERSONAS QUE TE RODEAN CON RESPECTO A TI, Y TODO ESO CREA UNA PROBABILIDAD.

Hay tantas variables que predecirla con exactitud a día de hoy, con nuestra tecnología, es imposible. Pero lo que sí podemos hacer es crear una TENDENCIA hacia un "tipo" de probabilidad, y aumentar las posibilidades de que esta ocurra.

Esto de aumentar las posibilidades es lo que hacemos cuando estudiamos y aplicamos los principios de LA VOZ DE TU ALMA o en el evento INTENSIVO ¡VUÉLVETE IMPARABLE!

Y como te decía, lo que hace que esa nube de probabilidades infinitas se convierta en algo sólido y mensurable es la participación de un observador.

Cuando esos científicos decían examinar más de cerca una partícula subatómica y medirla, la partícula que existía como pura potencialidad se "colapsaba" en un estado determinado.

Una conciencia viva era lo que hacía que se convirtiera en una realidad. Cuando observábamos un electrón o se realizaba una medición, parecía que estábamos ayudando a determinar el estado del electrón.

Todo esto sugería a los científicos que el ingrediente fundamental en la creación de nuestro universo es la conciencia que lo observa. Y en ese momento, algunas de las figuras más importantes de la física cuántica argumentaron que **el universo es democrático y participativo.**

Esto significa obedecer a nuestra intención, o mejor dicho, a **la suma de todas las intenciones de las personas que participan en la observación**.

¿Te das cuenta de que si las personas que te rodean no creen en tu salud, lo más probable es que no la consigas?

¡Elige bien quien te rodea!

La conciencia viva es imprescindible para ordenar el mundo cuántico caótico en lo que vemos como la realidad cotidiana. Todo esto sugiere para la ciencia, que **el observador no solo hace surgir lo observado, también que no hay nada en el universo que exista como un objeto independiente a nuestra percepción**.

O sea, que la realidad la creamos nosotros. Entre todos. Esto implica que la realidad no es algo fijo, sino algo fluido y cambiante, y por lo tanto, abierto a otras influencias.

Hace poco más de 30 años, mientras el resto de la comunidad científica seguía con su rutina, un grupo de científicos "locos" pertenecientes a prestigiosas universidades de todo el mundo tomó su tiempo para interpretar las implicaciones metafísicas del efecto observador.

La pregunta que se hacían era:

Si el acto de la atención afectaba a la materia física, ¿cuál era el efecto de la intención, de intentar producir un cambio de forma deliberada?

Definieron la intención como "un Plan deliberado para realizar una ACCIÓN que llevara a un resultado deseado", a diferencia de un Deseo, que solo implica centrarse en un resultado, sin plan deliberado de cómo lograrlo.

Para esos científicos, la intención se dirigía a sus propias acciones, requería algún tipo de razonamiento, un compromiso de hacer lo que el sujeto se había propuesto.

La intención implicaba un Propósito: la comprensión de un Plan de acción y un Resultado satisfactorio.

Marilyn Schlitz, vicepresidenta de educación e investigación del Instituto de Ciencias Noéticas y una de las primeras que participó en investigaciones de la influencia a distancia, definió la intención como "la proyección de la conciencia, deliberada y eficaz, hacia algún objeto o resultado".

Todos estos científicos creían que para influir sobre la materia física, el pensamiento tenía que estar muy motivado y dirigirse hacia un objetivo.

Dicho de otra manera, siempre os cuento que para ser un ALMA IMPARABLE y lograr vuestros sueños tenéis que tener las 3 "P", que son Propósito, Paradigma y Plan.

Propósito implica una dirección clara, Paradigma significa que crees en ella y la ves posible para ti, y Plan significa que te diriges hacia ella con una DIVINA OBSESIÓN.

E insisto, amado lector, a la gente no le funcionan estos principios porque son meros sujetos pasivos sin intención. ¡Y la comunidad científica está de acuerdo con ello!

Continuando, los investigadores se dieron cuenta de que no solo afectamos a la materia, sino también a otros organismos vivos como los animales o las plantas, y por supuesto, también entre nosotros.

El mayor conjunto de pruebas ha sido reunido por William Braud, psicólogo y director de investigaciones de la Mind Science Foundation en San Antonio, Texas. Él determinó que los pensamientos humanos pueden alterar la dirección en que nadan los peces, los movimientos de otros animales y la descomposición de células en el laboratorio.

¿Ves lo que hacía Jesús? Cuando les dijo a esos pescadores que no habían pescado nada en todo el día, id al mar y pescar. Y pescaron más que nunca porque él conocía estos principios y dirigió a los peces con su pensamiento.

¡Y ahora esto es ciencia!

Algo importante aquí es que siempre que he obtenido resultados grandes ha sido porque:

-He creído que lo lograría.

-Me he dirigido hacia ello con convicción.

-He dirigido mis pensamientos hacia la materia y a esta la he dirigido hacia lo que yo quería que pasara.

Por ejemplo, cuando gané cerca de 30.000 euros en menos de

3 meses utilizando estos principios, me tocó un premio en un programa de televisión.

Lo que hice fue:

-Creí que me tocaría.

-Envié muchos mensajes con el celular para participar y proyectaba que ya era mío con convicción.

-Dirigía mis pensamientos hacia una creación en concreto: imaginaba cómo se pasaban en la redacción del programa una hoja de papel escrita a mano con mi número de teléfono.

Durante el día dirigía mis pensamientos hacia el premio y ROMPÍA MI PATRÓN si entraba en pensamientos negativos.

O sea, que implicaba INTENCIÓN: ATENCIÓN, DESEO, ACCIÓN.

Los mismo cuando me enfermé, hice lo mismo con mi cuerpo y mis células.

Y te hablo de esto porque hay muchas personas que escriben sobre esto, pero no lo han vivido. Esa es la diferencia entre un profesor y un mentor. El profesor tiene la teoría, el mentor los resultados.

Y por eso sé que puedes obtener lo que quieras porque yo lo hice antes. Mi convicción es total porque estás leyendo la experiencia de un mentor.

Así que confía en esto y ten fe, porque si lo aplicas, lo lograrás.

Cuando estaba enfermo hacía lo mismo:

-Creí en que la sanación era posible.

-Fui a miles de médicos hasta que uno me dijo que sí.

-Hice todo lo que él decía y, además, le hablaba a mis células e imaginaba cómo se regeneraban, como una luz blanca recubría todos los órganos y los restauraba. Eso a diario y, además, ¡iba a entrenar todos los días!

Entrenaba porque quería ser **coherente** con mi intención. Si yo estaba sano entonces tenía que entrenar. ¿Cómo voy a quedar campeón de España sin entrenar?, y si ya estaba sano, ¿qué me impedía hacerlo?

¿Ves lo que es la verdadera FE?

Los científicos se han dado cuenta de que la influencia mental trasciende el tiempo y el espacio, y que sus efectos son mensurables. Se miden, o sea, que existen. La mente parece estar unida a la materia y, de hecho, tiene la capacidad de alterarla.

Eso trascendía las leyes de Newton de Causa y Efecto, en las que se determinaba que la materia se modificaba por un efecto físico. La física cuántica descubrió que lo que más modifica la materia es el pensamiento, y este no es visible.

En el nuevo paradigma hemos descubierto lo que la metafísica lleva miles de años diciendo:

**Las CAUSAS son los PENSAMIENTOS
y los EFECTOS son la MATERIA.**

Muchos estudios también sugieren que **los efectos de la intención se multiplican cuando hay muchas personas teniendo el mismo pensamiento**.

De ahí que hagas tu GRUPO DE ALMAS IMPARABLES para estudiar estos principios. Por ello hacemos la MEDITACIÓN MUNDIAL CUÁNTICA. Porque necesitas personas que nos apoyen en nuestras vibraciones y nosotros seremos su apoyo también.

Entonces el efecto se multiplica y nuestra vida recibe BENDICIONES EXPLOSIVAS.

Recuerda:

NO PODEMOS ASEGURAR UN FUTURO,
PERO PODEMOS AUMENTAR SUS PROBABILIDADES.

Pues vayamos a ello, ¿no crees?

Te espero en la siguiente página con algo muy interesante...

"No he conocido a nadie, ni le conoceré, que estudiando y aplicando seriamente y con decisión los principios de LA VOZ DE TU ALMA, en lo que llamé la ciencia de la METANOIALOGÍA, no haya tenido resultados positivos.

Sencillamente no existe esa posibilidad, porque los principios son exactos y no fallan jamás."

LAIN

EL ENTRELAZAMIENTO CUÁNTICO

Uno de los aspectos más extraños que han encontrado los físicos cuánticos es el llamado "no localidad", o como se conoce también, entrelazamiento cuántico.

El físico danés Niels Bohr descubrió que una vez las partículas subatómicas están en contacto, siguen influenciándose mutuamente de manera instantánea a cualquier distancia y para siempre, a pesar de la ausencia de los factores que según los físicos debían existir para que este hecho se produjera.

Cuando las partículas han estado en contacto y son entrelazadas, las acciones de una influencian siempre a la otra. Y los más curioso es que la manera en que se afectan es rápida, muy rápida. Mucho más que la velocidad de la luz, es de hecho INSTANTÁNEA.

Piensa en ello...

Parece increíble que personas, objetos, animales estén entrelazados e intercambien información de manera instantánea, ¿verdad?

Pero es que la realidad supera la ficción.

Más sorprendente aún, Thomas Durt, de la Universidad de Vrije, descubrió que todas las partículas subatómicas, en realidad, están entrelazadas.

Todo el Universo está conectado. Tú, con las personas del lugar más recóndito de la Tierra, estáis unidos a nivel cuántico. Por eso los antiguos nos advertían de que en realidad TODOS SOMOS UNO, que no hay separación.

No puedes hacerle mal a alguien sin hacértelo a ti. No puedes hacerle bien a alguien sin hacértelo a ti. Y lo mejor, cuando tú sanas ayudas a sanar a los demás.

En la física clásica, un campo se crea por el intercambio de dos puntos que se influencian por el intercambio de fuerzas como la gravedad o el electromagnetismo. Pero en la física cuántica, los campos son creados por intercambio de energía.

Las partículas subatómicas son pequeños paquetes de ondas vibratorias que intercambian constantemente energía. Estos intercambios de energía son conocidos como el Campo del Punto Cero.

Toda la materia del Universo intercambia energía en ese Campo del Punto Cero, por lo tanto, toda la materia del Universo está entrelazada por ese intercambio.

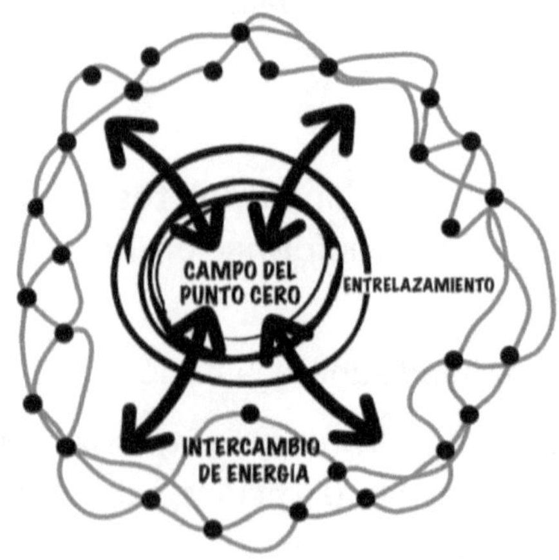

Si observas el gráfico, verás que lo que ocurre es que las partículas se vuelven onda de posibilidad, se entrelazan en ese campo del punto cero y luego se separan pero siguen unidas a nivel cuántico.

Ese Campo del Punto Cero está conectado a la mente SUBCONSCIENTE y por eso decía Carl Jung que este es colectivo, porque todo está comunicado.

Y aquí está el secreto de crear los GRUPOS DE ALMAS IMPARABLES para estudiar y practicar estos principios. Cuando dos o más se unen, puedes multiplicar tus bendiciones.

Estamos continuamente entrelazándonos y reforzando esa conexión con personas que tienen una vibración baja. La suma de sus vibraciones y la tuya determina la vibración del conjunto, por lo que ya te nombré, la NO LOCALIDAD o la SUPERPOSICIÓN.

Esto es lo que llamaba Napoleon Hill en su libro *Piense y hágase rico*, el principio de la MENTE MAESTRA.

Por eso cuando te juntas con estudiantes de LA VOZ DE TU ALMA, la suma de vuestras vibraciones es más poderosa. Ya no tenéis que convenceros de que estos principios existen, lo cual ya es un gran avance.

Imagino que habrás sentido el agotamiento de intentar convencer a alguien escéptico de que estos principios son reales, ¿verdad? Por este motivo Jesús decía:

"No le eches perlas a los cerdos que te las pisotearán",

"Cuando el alumno está preparado, aparece el maestro".

"El que tenga oídos que oiga".

Esto significa que no trates de convencer a nadie, la gente sabrá lo que haces y "el que tenga oídos oirá" el llamado y se unirá a tu GRUPO DE ALMAS IMPARABLES para crear ese entrelazamiento cuántico poderoso.

Además, cuando tú y tu grupo os entrelazáis y eleváis vuestra vibración, no solo multiplicáis vuestras bendiciones, sino que colaboráis en mejorar el conjunto, porque vosotros os entrelazáis con el conjunto de la humanidad en ese campo del punto cero, y eleváis la vibración del conjunto.

En este sentido creé la MEDITACIÓN CUÁNTICA MUNDIAL que hacemos en nuestros eventos INTENSIVO ¡VUÉLVETE IMPARABLE!, donde hacemos una meditación conjunta con los miles de personas de la sala en directo, pero también conectamos en las redes sociales con el resto de ALMAS IMPARABLES alrededor del mundo.

Esto es muy interesante, porque te sorprenderías de la poca gente que se necesita para cambiar el destino de la humanidad.

¿Y sabes qué?

¡TÚ SOLO TIENES QUE HACER TU PARTE!

No tienes que intentar ayudar a nadie, solo tienes que convertirte en TU MEJOR VERSIÓN, y el entrelazamiento cuántico hará el resto. Necesitamos que más personas sumen energía positiva en el subconsciente colectivo.

Solo eso.

No ayudas a nadie estando enfermo.

No ayudas a nadie estando pobre.

No ayudas a nadie estando sin amor.

Ayudas al mundo cuando:

-Eres vital y saludable.

-Eres rico y abundante.

-Tienes relaciones prometedoras.

El secreto está en ti. Eres el Alpha y el Omega de tu vida. Eres el creador de tu destino. Eres el abridor de puertas. El Bendecido para bendecir. El gran talismán de los que te rodean. La visión para todos aquellos que no creían, pero gracias a ti lo harán.

Déjame contarte la bendición de la MEDITACIÓN CUÁNTICA MUNDIAL...

¡Vas a alucinar!

LA MEDITACIÓN CUÁNTICA MUNDIAL

Para poder entrar en ese CAMPO DEL PUNTO CERO, o lo que llamamos 4ª Dimensión, debemos estar en ciertos ESTADOS. Esos estados que San Pablo llamó "estados de oración" y que la ciencia moderna llama "estados Alpha" por las ondas cerebrales que emitimos.

Cuando nuestra vibración es elevada, desde esos estados podemos penetrar en la 5ª Dimensión, la mente SUPRACONSCIENTE, esa mente divina que todo ser humano posee, capaz de generar lo que la ciencia llama "milagros" porque no saben explicar, llamándoles los procesos sobrenaturales.

Pero según mi experiencia, de sobrenaturales no tienen nada, son procesos totalmente naturales, solo que nos han enseñado desde pequeños a no creer en nuestro poder del pensamiento.

Pero no soy único, somos muchos más los que hemos creado milagros en nuestras vidas, y tú también lo harás.

Jesús dijo en la última cena:

"Los que creáis en mí, las obras que yo hice
vosotros también las haréis,
¡y aún mayores!"

Esto significa que si crees que tienes ese poder, tú también lo harás, y puede que más grande si así lo deseas.

Pues bien, la ciencia ha demostrado que la meditación tiene un **EFECTO UMBRAL**, es decir, que si se llega a determinado número de meditadores, se colapsa el campo cero y esa vibración pasa al subconsciente colectivo.

Voy a explicarte esto con la **TEORÍA DEL CENTÉSIMO MONO**.

Lyall Watson escribió un libro llamado *Lifetide: The Niology of Consciousness*. Allí relata un sorprendente suceso que ocurrió cuando experimentaba con una colonia de monos en una isla cerca de Japón.

Watson quiso cambiarles la alimentación, que comiesen patatas, pero al verlas sucias de tierra y barro, los animales las rechazaron. Después de un tiempo, a una mona joven se le ocurrió llevar las patatas al río y lavarlas antes de comerlas.

Entonces las comió sin problemas, luego enseñó a los demás monos jóvenes a lavarlas, casi como jugando. Los monos mayores no aprendieron a hacerlo, excepto aquellos que tenían hijos jóvenes, quienes enseñaron el truco a sus padres.

Poco a poco, más y más monos fueron aprendiendo el nuevo comportamiento, y un buen día, y súbitamente, toda la colonia estaba lavando las patatas. Pero lo más sorprendente fue que a partir de ese día, los monos de otras islas, sin contacto con los anteriores, también habían aprendido a lavar las patatas, incluso los monos de Takasakiyama, en pleno territorio de Japón.

Este es el efecto del **ENTRALAZAMIENTO CUÁNTICO** del que hablábamos antes, o el efecto que tiene cuando una creencia se instala en el SUBCONSCIENTE COLECTIVO.

Fue algo extraño, como si el nuevo conocimiento se hubiese expandido por el aire, alcanzando a toda la especie...

Watson consideró que cuando el mono número X había aprendido, se completó la Masa Crítica, es decir, el número de monos necesario para que toda la especie adquiera de pronto el nuevo conocimiento o la nueva conducta.

Esto le hizo suponer que en la evolución de las especies hay mecanismos diferentes de aquellos que intervienen en la selección natural, lo cual tiende a mostrar que esos mecanismos también inciden sobre la manera como ideas y costumbres se propagan por toda la especie humana. A esto se llamó "Teoría del Centésimo Mono".

Watson dice en su libro que si un número suficientemente grande de personas (Masa Crítica) adquieren un nuevo conocimiento o forma de ver las cosas, esto se propagará por toda la humanidad. De esto se desprende que una sola persona podría completar la Masa Crítica, y desencadenar un nuevo conocimiento para toda la humanidad.

¿Serás tú, amado lector, el centésimo mono?

Si un número suficiente de almas aprenden o comprenden que el Amor es lo más importante de la vida, ¿te imaginas cómo cambiaría súbitamente la humanidad?

Y si cada uno de nosotros, los lectores y estudiantes de LA VOZ DE TU ALMA, aprendemos a tener salud, abundancia y amor, ¿cuántos más necesitamos para que eso se expanda a toda la humanidad?

Creo que estamos muy cerca de dar un salto cuántico muy grande.

Pues bien, esta es la idea de la MEDITACIÓN CUÁNTICA MUNDIAL, en la que buscamos al centésimo mono. Necesitamos llegar a ese UMBRAL en el que la MASA CRÍTICA se dispara y bendice a toda la humanidad.

La ciencia dice que solo se necesita el 1% de la población mundial para cambiar el mundo, pero esto también sucede por zonas. Es decir, que si el 1% de la población de una ciudad llega a superar el umbral, el resto se contagia de esa vibración por el entrelazamiento cuántico.

Un estudio de 14 ciudades de los Estados Unidos mostró que siempre que una urbe alcanzara un nivel en que el 1% de la población practicaba regularmente la meditación enfocada a un objetivo como la paz, el índice de criminalidad bajaba un 24%.

En otro estudio posterior con 48 ciudades, las 24 que tenían el porcentaje exigido de meditadores (el 1% de esa población) experimentaron una reducción de la criminalidad de un 22% y de un 89% en la tendencia de la criminalidad.

En las otras 24 ciudades en las que no había el umbral o masa crítica del 1%, la criminalidad aumentó un 2% y la tendencia de criminalidad un 53%.

¿Imaginas el efecto que puede provocar en el mundo, cuando cientos de miles de ALMAS IMPARABLES se juntan en una MEDITACIÓN CUÁNTICA y elevan su vibración con la intención del deseo ya concedido?

En 1983, un grupo de meditadores se reunió en Israel para enviar intenciones a partir de la meditación e intentar ayudar a resolver el conflicto entre los israelitas y los palestinos.

Durante las meditaciones hacían estudios comparativos entre el número de meditadores y el estado de las relaciones entre israelíes y árabes. Lo sorprendente fue que en los días en que había un alto número de meditadores, la cifra de víctimas mortales en el Líbano cayó un 76%, y el alcance se extendía más allá del conflicto armado como la violencia común: crímenes locales, accidentes de tráfico, incendios, etc.

¿Más datos?

Los hay.

Se ha descubierto que meditar y aumentar la energía colectiva de la intención puede ayudar a bajar el índice de miseria en el mundo. Durante un esfuerzo conjunto entre 1979 y 1988, el índice de miseria de los Estados Unidos cayó un 40% y el canadiense un 30%.

Durante los tres primeros meses de 1998, la selva amazónica de Roraima estaba siendo arrasada por incendios forestales. No había llovido hacía meses y lo que habitualmente era una selva húmeda, estaba completamente seca.

Los incendios ya habían carbonizado un 15% del estado y la ONU consideró que era un desastre sin precedentes en el planeta. Unos 1.500 bomberos con sus helicópteros llegados de Venezuela y Argentina intentaron en vano paliar esas llamas.

A finales de marzo, se tomó una decisión distinta. Llamaron a unos "expertos en lluvias". Dos chamanes caiapó llevados en avión desde la reserva de yanomami, donde todavía viven los últimos supervivientes de las tribus consideradas de la Edad de Piedra.

Aquellos indios bailaron un poco, juntaron hierbas y rezaron. Dos días después comenzó a llover. El 90% del incendio se extinguió.

¿Puedes imaginarte el efecto que puede tener sobre el planeta, si un grupo de personas con vibraciones y conciencia más elevadas de lo normal se juntaran y se enfocaran en crear energía de intención de alta vibración?

Pues eso sucede en el INTENSIVO ¡VUÉLVETE IMPARABLE!, donde ALMAS IMPARABLES como tú y como yo llegadas de todo el planeta para vivir la experiencia de dos días más transformadora de sus vidas, se unen para hacer en un momento dado del evento, la MEDITACIÓN CUÁNTICA MUNDIAL.

En ella, conectamos a través de la tecnología en las redes sociales para que, además de los allí presentes, millones de personas alrededor del planeta se unan a nuestro Campo Cuántico Entrelazado.

¿Qué mayor vibración podemos lograr si imaginamos nuestros deseos ya manifestados?

Cuando lo hacemos, no solo creamos la posibilidad y aumentamos las probabilidades, sino que nos entrelazamos en esa súper energía y creamos una energía de intención súper poderosa que sana el planeta.

Te invito a que busques información de mis próximos eventos para poder hacerla con nosotros allá donde estés. Y por supuesto, a que te decidas a participar en algún momento, pues es inexplicable lo que se experimenta a nivel energético cuando estás allí *in situ*.

Lo que hacemos con esta meditación es alcanzar el UMBRAL, el centésimo mono, la MASA CRÍTICA que hará que el planeta se transforme.

Lo estamos logrando, y te necesitamos en nuestras filas.

Y ahora que sabes esto, tienes que anotar cuándo será la siguiente (búscala en mi Facebook LAIN GARCÍA CALVO página oficial).

Quiero ir más allá contigo, amado lector.

Gira la página y continuemos este maravilloso viaje juntos.

SOMOS ANTENAS EMISORAS Y RECEPTORAS

En 1951, Gary Schwartz, con tan solo 7 años, hizo un gran descubrimiento. Quería obtener una buena imagen en el recién comprado televisor de su casa.

Gary ya sabía que orientar bien la antena determinaba la calidad de la imagen, y de hecho sabía que si colocabas algo entre la antena y el televisor, podía hacer que la imagen desapareciese.

Un día, desatornillando la antena para probar cómo mejorar la imagen, descubrió que al poner su dedo en el agujero donde se enroscaba la antena, la imagen aparecía perfecta.

Ese día Gary descubrió algo maravilloso. Su propio cuerpo estaba haciendo de antena. Probó lo mismo con una radio y funcionó. Se dio cuenta de que él también era receptor de esa información que viaja por el aire.

Se dio cuenta de que esa misma energía que se transmitía por el aire en forma de información, era propagada también a través de la música. Colocando dos guitarras una al lado de la otra, al tocar una nota con una cuerda, en la guitarra de al lado la misma cuerda también vibraba sin haberla tocado.

Enseguida se dio cuenta de que su voz también emitía unas ondas y se preguntaba si estas también podrían estar afectando a toda la materia que le rodeaba y que vibrara igual que la señal emitida por sus palabras.

Algo en nuestros pensamientos y palabras era parecido a esa antena de televisión y la imagen que recibía.

Ya de adulto, después de varios experimentos en el laboratorio, Gary se dio cuenta de que los seres humanos no son solo receptores de información, sino también emisores.

Somos emisores y receptores de información que afectamos al campo cuántico mediante nuestros pensamientos y palabras.

Descubrió también que el movimiento aumenta la señal y que el cuerpo es el catalizador de esa energía creadora.

Entonces Schwartz aprendió que esa energía de intención está relacionada con los fotones de luz que emiten los seres humanos, de los cuales está compuesto todo el universo.

Todo está compuesto por energía de luz llamada fotones, y lo más sorprendente es que nuestros pensamientos emiten fotones de luz a determinada frecuencia y vibración, que se expande por los fotones del todo el campo cuántico, y hace reaccionar a aquellos que están en la misma frecuencia.

Como la televisión y la radio, nosotros somos la antena que emitimos y recibimos la energía del universo, atrayendo aquella materia que emite los fotones parecidos a los que nosotros enviamos.

Y bien, esto parece rebuscado, pero solo te acabo de decir lo que ya sabías:

TUS PENSAMIENTOS ATRAEN
LA REALIDAD QUE EXPERIMENTAS

Y esto es lo que descubrieron:

Cada biofotón emitido por la energía de la intención, recorre 300.000 kilómetros en un segundo, y 600.000 en dos segundos.

Esto significa que cualquiera de tus pensamientos, afecta al campo cuántico y a aquello que vibra como él, pero viaja muy deprisa, con lo que si un segundo piensas en una cosa, y al siguiente piensas en otra, estás emitiendo señales contradictorias.

De ahí la importancia de sostener en el tiempo los pensamientos de aquello que SÍ queremos, y no aquello que NO queremos.

Por eso San Pablo nos decía:

"Orad sin cesar".

Todas las señales emitidas se ordenan, se suman y finalmente dan un resultado. Ese resultado es tu emisión constante, y gana la que más fuerza tiene.

Quiero que sepas que, al aumentar tu energía haciendo lo que se propone en este libro, tu antena emite una señal más clara y más fuerte, y también es mejor receptora de información.

Intensificas la antena con una buena salud.

Para poder lograr que nuestra antena emita las señales de aquello que queremos experimentar en nuestras vidas, es necesario conocer lo siguiente...

LA MENTE AL SERVICIO DEL ALMA

Observa el gráfico:

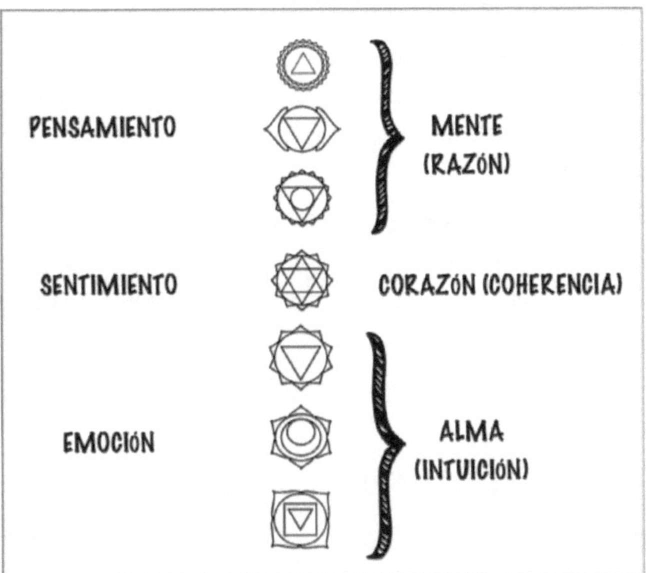

Los tres chakras de abajo corresponden a la EMOCIÓN, que tiene que ver con la INTUICIÓN, el ALMA. Los tres chakras de arriba tienen que ver con el PENSAMIENTO, corresponden a la MENTE, la razón.

ALMA y MENTE se unen en el corazón y generan el SENTIMIENTO, que es el lenguaje del Campo Cuántico. Tu sentimiento es creador, pero debe existir COHERENCIA entre lo que Piensas y las Emociones que experimentas.

Nuestra vida se estropea porque la MENTE domina y el ALMA obedece. El ALMA sabe. Conoce tu Propósito, lo que has venido a hacer, tu razón para nacer.

Pero la MENTE tiene miedo, buscar protegerte y mantenerte en la zona de confort. La MENTE busca ESTANCARTE y el ALMA busca el PROGRESO. Cuando escuchas demasiado tiempo la MENTE, comienzas a estancarte.

Cuando algo se estanca muere. Lo mismo que da vida cuando hay movimiento, al estancarse muere. TODO. El Agua es vida, y la fuente de la salud, pero si se estanca, se pudre, se llena de bichos.

Por eso los japoneses dicen que “el movimiento es salud”. Una vida de miedo se estanca por obedecer a la mente. Pero una vida desde el ALMA es una vida de PROGRESO, y por tanto, es una vida bendecida.

En el movimiento hay VIDA y solo puede haberla cuando escuchamos al ALMA.

Vivimos en un mundo psicosomático, ¿lo habías oído?

Psyche en griego quiere decir ALMA y *somas* quiere decir CUERPO.

El ALMA enferma al CUERPO

La gente se enferma por ignorar al alma durante demasiado tiempo. Es lo que me pasó a mí. Me enfermé porque siempre hacía lo que los demás esperaban de mí. Pero eso no se correspondía con los anhelos de mi alma.

Correspondía con los deseos de mi mente, que era mantenerse seguro en mi grupo, y para ello debía ser y hacer lo que ellos esperaban. Su expectativa dominaba mi vida, no la mía, y por eso mi ALMA enfermó mi cuerpo.

Cuando pones al ALMA delante y ella elige, luego esa vibración contagia a la MENTE y se convence, para pasar a un estado de COHERENCIA en el corazón, y eso crea la señal perfecta para que el Campo Cuántico lo manifieste.

Cuando tenemos intuiciones, las personas se refieren a eso como una "reacción visceral". Es porque cuando sientes algo que va a pasar, lo sientes en el estómago e intestinos. De hecho, muchos científicos se refieren al aparato digestivo como a un segundo cerebro.

No escuchar esas intuiciones que luego se transforman en corazonadas, es encarcelar el alma para ponerla al servicio de una mente miedosa que estancará nuestras vidas a todos los niveles.

No es casualidad que la enfermedad de la que más personas mueren en el mundo occidental son las cardiacas. Porque el corazón se para de pena.

Las estadísticas dicen que un 80% de las muertes por enfermedad cardiaca suceden los lunes a primera hora, cuando la gente va a trabajar en algo que no ama.

¿Ves el impacto que tiene esto en nuestras vidas?

No vendas tu vida por asegurarte un futuro mediocre, porque no tendrás futuro.

Atrévete a vivir una vida maravillosa.

La gente me dice que cuál fue el primer paso para mi sanación.

Lo primero fue una VISIÓN. Dije "quiero ser campeón de España" y también quería revelarme contra el médico que me lo diagnosticó.

Mirad lo que me dijo, con 14 años:

"Lain, esto es peor que el sida, porque al menos eso se medicar, pero lo que te pasa a ti no, y no se puede remediar, vas a ir a peor".

¿Tú crees que se le puede decir eso a un niño con 14 años?

¡Casi me mata!

Pero ¿sabes?, mi madre me ayudó. Fuimos a una segunda opinión. Y encontramos a un médico que le quitó hierro al asunto, nos dio esperanzas y me aferré a él y a mi VISIÓN. ¡Quería ser campeón de España!

Y tú, ¿cuál es tu VISIÓN?

La ciencia ha descubierto que las personas que se enferman de forma grave es porque en algún momento han perdido el sentido de la vida. Y también ha descubierto que las personas que sanan de manera espontánea han vuelto a recuperar ese sentido de propósito.

Te vas a dar cuenta, si tienes la oportunidad, de que la mayoría de las personas mueren porque se dejan. Observa bien y verás.

No digo que siempre sea así, porque cuando llega la hora llega, pero sí en la gran mayoría de los casos. Y si somos honestos con nosotros mismos aceptaremos este hecho. Porque la verdad nos hace libres. Mientras haya algo que hacer, no mueres.

Y esto es ciencia.

Así que tenía mi Propósito de quedar campeón de España y también de hacerle callar la boca a ese médico que me declaró esa derrota en mi vida. No iba a tolerar que nadie me declarara así, y también quería demostrar al mundo que nosotros creamos nuestras circunstancias, no ellos.

Nadie tiene poder sobre ti excepto el que tú le das.

¿Lo crees?

Por lo tanto, mi ALMA era sana, mi cuerpo no. Pero puse a mi ALMA delante y mi mente obedeció.

Pon a tu MENTE al servicio de tu ALMA y verás cómo tu vida se transforma por completo.

La gente se crea imágenes mentales de derrota antes de empezar. Hacemos nuestras cábalas basadas en presuposiciones negativas y se convierten en profecías.

Cuando dices algo **ESTÁS PROFETIZANDO TU FUTURO**.

Por ejemplo, conozco a una chica que iba a venir a vivir a España y tenía mucho miedo porque no sabía cuándo iba a poder volver a ver a su familia en su país.

Ella estaba pensando ya que vendría aquí, trabajaría de cualquier cosa, tendría un mal sueldo y con suerte podría ir una vez al año o cada dos años allí.

Pero yo lo dije, ¿en lugar de eso, por qué no piensas en venir aquí a ganar mucho dinero, moverte en ese sentido y en dos o tres meses estar ganando ya para poder ir a tu país cada mes si te apetece?

Eso es la INTENCIÓN.

Nosotros somos nuestros peores enemigos.

Cuando me dijeron que era incurable, dije esto es CURABLE DESDE DENTRO. Me dijeron es CRÓNICO, dije nada es eterno, y esta enfermedad no ha venido para quedarse, ha venido a promoverme a un lugar superior.

Me fui a entrenar. Yo ya no estaba enfermo, y aunque mi cuerpo todavía sí, en mi mente yo ya estaba sano y actuaba en consecuencia.

A mi madre le diagnosticaron hipertiroidismo. Le daban 13 pastillas diarias y le dijeron que era crónico. En menos de 8 meses ya no tenía nada. El médico le llamó milagro, pero ambos sabemos que no lo era.

Es normal sanar, pero si no lo entienden le llaman milagro. Es milagro porque no es común, y no lo es porque nos contagiamos unos a otros.

¿Qué pasaría si el mundo estuviera lleno de casos de éxito?

Hagámoslo ya.

Es nuestra responsabilidad.

Si te han decretado enfermedad, tienes una oportunidad para demostrar que se equivocan, y más aún, para demostrar al mundo que podemos lograrlo.

Cuando lo pregunté a mi madre cómo lo hizo, me dijo lo mismo:

-Yo ya no estaba enferma.

Y le preguntaba:

-Pero, ¿cómo lo hiciste?

Y me dice:

-Ya no estaba enferma, y punto.

Jajaja, así es la convicción de alguien con FE.

ROMPER EL PATRÓN, ¿recuerdas? Piensa en lo que quieres y dilo con CONVICCIÓN.

Voy a declararte victoria, ganancias, incrementos, ascensos, promociones, éxitos y bendiciones para ti.

¿Lo recibes?

VISUALIZACIÓN E IMAGINACIÓN

El poder de tus pensamientos no tiene ningún límite, se lo pones tú.

Se considera un milagro aquello que la ciencia no puede explicar, entonces lo dejan en manos de la religión y dicen que aquello es sobrenatural.

Debes darte cuenta, amado lector, de que cualquier hecho considerado como milagro, siempre, siempre, siempre ha tenido la presencia de un ser humano.

Siempre.

Ya sea a distancia o en presencia física, pero ninguno de los considerados milagros se ha dado sin la intervención de un ser humano, porque somos creadores por intención y el efecto observador existe.

Puesto que ningún milagro se ha dado sin la presencia de un ser humano o varios, es evidente que somos nosotros los catalizadores de dichos hechos.

Y puedo añadir que no es Dios quien obra milagros, ÉL ya nos lo ha dado todo, a condición de que lo aceptemos. Y lo aceptamos con el uso adecuado del poder del alma dirigido por los pensamientos de la mente.

Tenemos libre albedrío para decidir cómo y cuándo utilizar ese poder, para bien o para mal, y nuestras elecciones son libres, ni

Dios nos las puede quitar, puesto que Él nos dio la libertad de elegir.

Esto explica por qué tantas personas sufren desgracias en el mundo, no es cosa de Dios o el Universo, es por como ellos utilizan su poder.

He visto tantos de esos que la gente "racional" llama despectivamente milagros, que tengo que decir que de sobrenatural no tienen nada. Es algo natural que todos tenemos la capacidad de hacer y por eso Jesús en la última cena dijo:

"Los milagros que yo hago,
vosotros también los haréis y aun mayores".

Puesto que no hay milagro sin presencia del ser humano, podemos decir que son algo normal, solo que no es habitual, por el desconocimiento de los principios que gobiernan el universo.

Lo que debemos hacer es entenderlos racionalmente para que la mente los acepte como algo normal, de forma que podamos verlos más a menudo en nuestra sociedad.

Desde el momento en que sabemos que ese trocito divino llamado ALMA es capaz de cambiar la realidad, entonces descubrimos la verdad.

Para que algo pueda pasar en el Universo físico, antes debe ocurrir en el Universo metafísico. Este es el gran secreto de la humanidad, la visualización del deseo ya concedido.

La visualización no debe ser enfocada con la vista, sino que debes ver con los ojos de la fe, los ojos mentales.

¿Por qué?

¡Fácil! Porque para entrar en Alpha (o estados de oración), debes vibrar a 10 hz, mientras que para enfocar la vista el cerebro debe vibrar a 20 hz, Beta. Esto significa que si mientras visualizas enfocas la pantalla negra del párpado del ojo, estás en 20 hz y no puedes llegar a Alpha, que es la conexión con el hemisferio derecho.

Cuando prestamos atención a algo con algún sentido, el resto de sentidos reciben información indirectamente. Solo puede estar directo a tu conciencia un sentido a la vez. Por lo tanto, si estás escuchando, el resto de sentidos reciben la información de forma indirecta.

Como decía Jesús:

"No puedes montar dos caballos ni servir a dos amos a la vez".

No puedes utilizar dos sentidos al mismo tiempo de manera directa, porque cada uno de ellos funciona a diferente frecuencia. La vista es la frecuencia más alta, el oído es más baja, o el tacto más bajo aún.

Entonces, en la visualización, si ves gris o negro, es que estás tratando de ver con los ojos físicos, no con los ojos de la fe. Estás tratando de enfocar tu vista y lo que ves es el párpado.

Si tratas de ver con los ojos físicos, estás mirando la 3ª Dimensión, pero **lo que tenemos que hacer es ver con los ojos de la fe y subir a la 5ª Dimensión**.

Si tratas de ver como lo harías normalmente, el cerebro se prepara para enfocar, y te saca de 10 hz, estado Alpha, para llevarte a 20 hz, estado Beta.

No trates de enfocar. Olvida que tienes ojos y párpados.

La visualización significa que puedes ver algo con los ojos físicos y luego verlo en tu mente con los ojos de la Fe. Y lo describes en todo lujo de detalles y color.

Ahora, cuando esa visualización la modificas, estás practicando la imaginación, que significa que puedes alterar la imagen con tu mente y cambiarla a tu voluntad.

Por ejemplo, si puedes visualizar a tu perro que es blanco, y en tu mente puedes ponerlo negro, ahí estás utilizando la imaginación. Detectar lo que has visto es visualizar, pero alterar una condición que no existe es imaginar.

Cuando éramos niños teníamos una capacidad de imaginar inmensa. Podíamos imaginar que volábamos, ¿lo recuerdas?

Pero esa facultad se atrofió, porque los adultos se encargaron de decirnos que no imagináramos, que estuviéramos en el mundo real, que pisáramos de pies en el suelo.

Los niños consiguen sueños porque están siempre en Alpha y tienen la imaginación desarrollada. Funcionan con el hemisferio derecho todo el tiempo y están en los estados de oración capaces de entrar en la 5ª Dimensión.

Insisto, los adultos tratan de enseñar a los niños pero lo que hacen es estropearlos. Creemos que debemos enseñarles cuando lo que debemos hacer es aprender.

Por eso Jesús decía:

"Si no sois capaces de volver a ser niños,
no podréis entrar en el Reino".

O sea, no se cumplen sueños sin la capacidad de visualizarse a sí mismo alterando la imagen, o sea, dejando de ver el reflejo y girándose hacia la imagen, imaginando aquello que queremos como si ya estuviera pasando ahora.

Cuando recuerdas, visualizas, pero cuando creas algo que no existe por primera vez, estás siendo como un niño, estás imaginando.

Debes tener en cuenta esto, la persona continuamente está imaginando y visualizando. Nuestra mente inconsciente funciona todo el tiempo, son el 90% de nuestros pensamientos, y este es el punto:

"La persona visualiza cuando recuerda lo mal que está su situación, e imagina cuando predice lo mal que le irá en el futuro".

Como ya te he explicado anteriormente, nuestro presente es la suma de las ondas oferta enviadas desde nuestro yo pasado, que coinciden con las ondas eco enviadas desde uno de nuestros potenciales futuros.

Así que tenemos que tener la capacidad de VISUALIZAR un pasado mejor e IMAGINAR un futuro prometedor. Y...

"Cuando los dos se unan (vibren igual),
le dirás al monte que se mueva y se moverá".

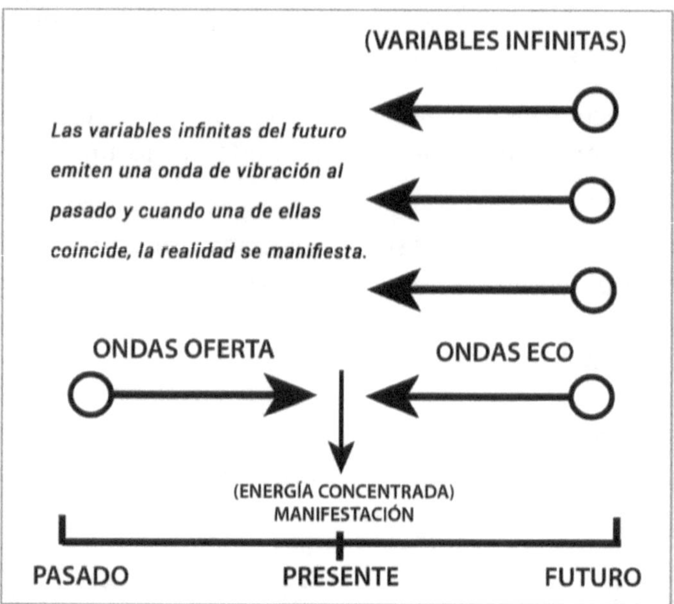

Así que cuando quieres lograr algo, por ejemplo una mejor salud, tienes que imaginar ya haberlo alcanzado. En el mundo cuántico tienes que poner punto final.

Tiene que aparecer en tiempo pasado en el mundo cuántico, para que pueda aparecer en tiempo presente en el mundo material.

Todo lo que va a suceder en el mundo físico o material, tiene que ocurrir primero en el mundo metafísico o cuántico. Lo que significa que en tus visualizaciones creativas tienes que haberlo finalizado, no dejarlo inacabado.

Por eso Jesús decía:

"Creyendo que ya lo tienes".

También hay particularidades entre los dos mundos. Cuando funcionamos a 20 hz o más, la percepción del tiempo es lineal. El pasado está a nuestra espalda, el presente está donde estás y el futuro está al frente. Así funcionamos desde el hemisferio izquierdo.

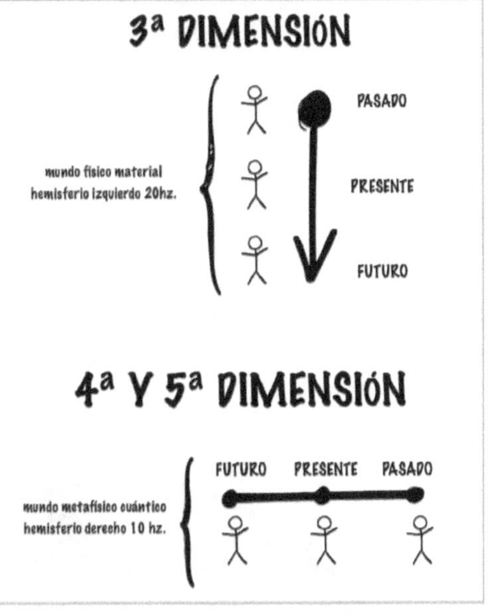

Pero cuando nos movemos a la dimensión cuántica, y funcionamos desde el hemisferio derecho, la cosa cambia. **El pasado está a la derecha, el presente está de frente y el futuro está a la izquierda.**

Entonces **cuando tú quieres lograr algo en el futuro, tienes que imaginarte ya haberlo logrado y colocarlo a la izquierda, sintiendo que ya lo lograste, y luego deja que suceda en el mundo físico/material, tal y como sucedió ya en el mundo metafísico/cuántico**.

Recuerda que tienes que proyectar la imagen en tu pantalla mental del futuro, arriba, **a unos 30º con respecto a tu posición normal**.

Y piensa que, así como en el mundo material el pasado está detrás, el presente donde estamos y el futuro delante, en el mundo cuántico es diferente.

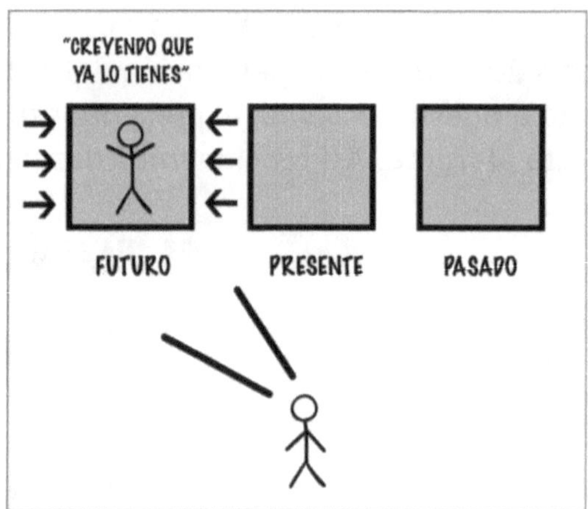

Allí, en la 4ª y 5ª Dimensión, el futuro está a la izquierda, el presente de frente y el pasado a la derecha.

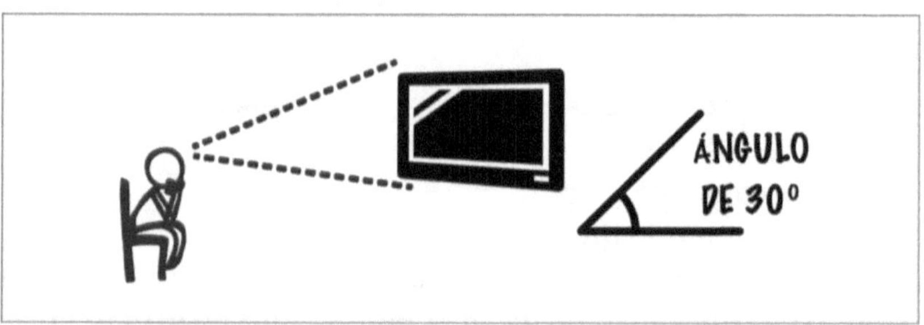

Y lo que quiero que entiendas es que la realidad es moldeable. Porque los moldes de la 4ª Dimensión los haces tú, ya sea consciente o inconscientemente.

Entonces, **tú puedes entrar en estados de oración, ondas Alpha, y puedes seleccionar un molde nuevo en la 5ª Dimensión**. Para ello, debes elevar tu energía y puedes hacerlo **si te concentras antes en emociones profundas de amor**. No un amor de pareja, sino más bien un amor universal e incondicional.

El **AMOR es el catalizador** de tu energía para elevar la VIBRACIÓN y poder acceder fácilmente a la 5ª Dimensión.

Desde esa energía, te elevas a la 5ª Dimensión y proyectas la imagen en tu pantalla mental a la izquierda, que es el futuro, y allí, recuerdas el hecho como si ya lo tuvieras. Entonces sucederá.

Un médico muy famoso en España contó como en uno de sus cursos apareció una embarazada pidiendo ayuda porque a una prima hermana suya, embarazada también de 7 meses, le habían dicho que su bebé tenía una malformación en el corazón y que probablemente moriría.

Le dijeron a aquella mujer que le dijera a su prima que ese bebé era como la plastilina, moldeable, y que ella lo estaba gestando y ella lo podía cambiar. Le aconsejaron que se imaginara en su mente todo el tiempo lo que ella quería que fuese, un bebé con el corazón perfecto.

"Que piense lo que desea que suceda en ese corazón", fíjate qué palabras tan poderosas. Podríamos traducirlas a tu mundo, ¿qué deseas que suceda en tu cuerpo?

Al volver a su ciudad, se lo cuenta a su prima, y **pasan 1 hora y media, tres días consecutivos**, sin hablar, solo pensando lo que querían que sucediera en aquel corazón.

Días después, aquella mujer va al cardiólogo que le hacía ecografías al corazón de su hijo y dijo:

-Esto es un milagro.

Y semanas después le dice:

-Señora, el milagro está completo, la válvula pulmonar del corazón de su hijo está perfecta.

¿Y qué dice de esto la ciencia? Un milagro...

Pero lo hicieron aquellas dos madres con el poder creador de su alma dirigido por su pensamiento.

No hay límites, lo ponemos nosotros.

Así que si quieres mejor salud, tienes que, todos los días, especialmente antes de ir a dormir, proyectar tu imagen de salud perfecta, imaginando todo lo que harías si ya la tuvieras, y colocando esa imagen en tu pantalla mental, a unos 30º arriba, a la izquierda, recordando que eso ya pasó.

Recuerda antes canalizarlo con la emoción del AMOR. Antes de conectar, siente amor en tu corazón y, cuando estés imaginando tu situación ideal, recuerda añadirle mucho amor.

No me creas, COMPRUÉBALO.

Verás que en cuestión de días, a veces de horas, a veces instantáneamente, tu salud comienza a mejorar, exactamente igual que has proyectado arriba.

Porque,

COMO ES ARRIBA,
ES ABAJO
COMO ES DENTRO,
ES FUERA

Y para ayudarte más aún he creado dos herramientas muy poderosas. Con ellas te asegurarás que puedes conseguir ese ESTADO DESEADO y acelerarás el proceso de una manera casi mágica.

La primera herramienta es la **MEDITACIÓN DE CÓMO ATRAER LA SALUD**, que puedes encontrar en mi canal de YouTube con el mismo nombre.

Ve a YouTube y pon en el buscador:

MEDITACIÓN CÓMO ATRAER LA SALUD LAIN

La segunda es una herramienta para "orar sin cesar", aquí se pone de manifiesto algo que descubrí casi por casualidad.

Un día, caminando por la calle, me llegó un olor familiar. De repente, me vi literalmente en el pueblo de mi abuela, cuando era pequeño, experimentando exactamente las mismas emociones y sensaciones que vivía en ese entonces.

Lo mejor de todo fue que no fui consciente de ello, ni pude evitarlo. Fue AUTOMÁTICO, estaba ANCLADO a ese momento a través de ese olor.

Este es **EL PODER DE LAS ESENCIAS PARA ORAR SIN CESAR**.

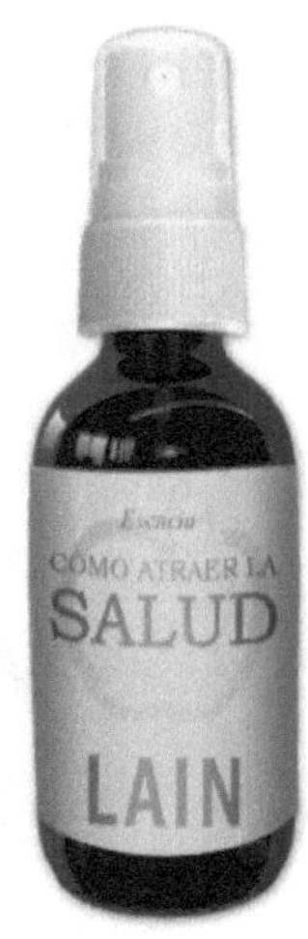

Si tú eres capaz de colocarte en estados mentales y emocionales durante la visualización, como si ya tuvieras esa salud que deseas, durante el día solo necesitarás oler de nuevo la esencia y volverás a esos estados sin tener que pensar en ellos.

Tu subconsciente trabajará en esa vibración todo el tiempo sin tener que forzarlo, solo tendrás que oler lo mismo que oliste durante la visualización de tu estado ideal.

Es así de fácil.

Hemos preparado esta esencia con la intención adecuada, para que te ayude no solo a utilizarla como anclaje, sino también para reforzar una vibración de salud, energía y vitalidad.

Puedes conseguirla en:

www.lainesencias.com

En el caso de que no puedas obtener esta, puedes utilizar alguna otra que uses solo para este fin.

No subestimes el poder de las esencias para transformar tu vida.

No lo creas, COMPRUÉBALO.

Ahora, ten claro este concepto:

SI LAS POSIBILIDADES EN EL CAMPO CUÁNTICO, LA 5ª DIMENSIÓN, SON INFINITAS, ENTONCES SOLO TIENES QUE SELECCIONAR UNA DE ELLAS, LA QUE TÚ DECIDAS.

LO SIGUIENTE QUE DEBES TENER CLARO ES QUE LO DE FUERA Y LO DE DENTRO NO TIENEN SEPARACIÓN, SOLO QUE LE DAS MÁS PENSAMIENTO Y EMOCIÓN CON INTENSIDAD A LO QUE PASA FUERA, EL REFLEJO, QUE A LO QUE PASA DENTRO, LA IMAGEN.

SI CON LA VISUALIZACIÓN ERES CAPAZ DE QUE LO DE DENTRO TENGA MÁS INTENSIDAD EMOCIONAL QUE LO DE FUERA, ENTONCES VERÁS EL MILAGRO FUERA.

Cuando termines la visualización debes tener la sensación de que eso ya pasó, por eso **tú seleccionas una variable, aunque**

sientas que te la inventas, no importa, y luego la traes al aquí y al ahora en tu imaginación y te recreas pensando en ella en PRESENTE, como si estuviera ocurriendo ya.

Verás que, al cabo de un rato, sentirás que realmente eso está pasando, entonces los pensamientos y emociones de dentro serán más fuertes que los de fuera, y con el tiempo, antes de lo que crees, verás el milagro fuera.

No es necesario ni que creas en esto, solo que lo hagas, que lo utilices.

Mientras hagas eso, antes y después usa la esencia, entonces te anclarás en eso y "orarás sin cesar".

Tienes que ser capaz de darle la espalda al REFLEJO y girarte hacia la IMAGEN el máximo tiempo posible. Recuerda que el REFLEJO no es real, no hay vida en él, está muerto y si comes de lo muerto lo haces revivir.

Dale la espalda a tu MENTE y gírate hacia tu ALMA, ella es la creadora de tus circunstancias.

Quiero recalcar que **Dios no crea tus Milagros, Él ya te lo dio todo en el momento de nacer**. Te pertenece todo por derecho de nacimiento. Pero además de darte todo, **también te dio LIBRE ALBEDRÍO**.

Tienes la capacidad de ELEGIR, para bien o para mal, cómo dirigir con tus pensamientos el poder creador de tu ALMA. Y cuando hayas elegido, ni Dios te lo puede quitar, porque respeta los dos dones que te regaló:

1. TODO lo que quieras.

2. La CAPACIDAD de elegir entre ese TODO.

Elige y elige bien.

Cuando tú selecciones ese FUTURO POTENCIAL y lo traigas al PRESENTE, pensando y sintiendo como si eso fuera un hecho real y los estuvieras experimentando ahora, en este momento PRESENTE, entonces tu cuerpo aceptará eso como real, y creará las conexiones neuronales, para que eso se dé.

Pero **debes entrar en contacto con la Inteligencia Infinita que existe en ti, representada en este plano por tu ALMA, a través de prestarle atención en tu CORAZÓN** y **CATALIZAR las emociones más poderosas a través del AMOR para elevarte a la 5ª Dimensión, la de las posibilidades infinitas**.

A las pocas semanas verás cambios muy significativos, incluso más de los que crees.

Entiende que **todos los problemas que puedas tener en el REFLEJO exterior, en realidad no son ningún problema, sino un síntoma, un INDICADO**R.

Del mismo modo que el mercurio de un termómetro no crea la temperatura, sino que la mide, tu reflejo exterior no crea la realidad, solo la mide.

Lo que crea tu realidad es la imagen mental que tú tienes de ella en tu mundo interno, tus pensamientos y emociones que crean el sentimiento.

Si el Campo de Posibilidades es infinito, entonces selecciona una de esas variables, sin necesidad de creer en ella, solo invéntatela y vive allí en presente creyendo que eso es un hecho real en tu vida de ahora. Como si tu reflejo fuera ese y no el otro.

Sentirás al salir de la visualización que ni siquiera necesitas aquello, porque en tu mente ya ha pasado de verdad. Cuando tengas esa sensación sabrás que estás ya en camino de manifestarlo rápidamente.

EL SECRETO ESTÁ EN HACER QUE TUS PENSAMIENTOS INTERIORES SEAN MÁS REALES QUE TU ENTORNO EXTERIOR

Si logras hacerlo **las suficientes veces** transformarás tu cuerpo, empezarás a activar genes nuevos, y renovarás tu mente para crear una nueva realidad.

RESUMIENDO

Cada uno de nosotros tiene la capacidad de TRANSFORMAR su realidad, sea cual sea esta, mediante el mismo poder creador que rige todo el Universo.

Ese poder creador reside en el ALMA humana.

Si cuando alguien muere queda un cadáver y el alma se va, entonces es obvio que el poder que da vida al cuerpo es el alma. Como toda la materia del campo cuántico se compone de los mismos elementos que el cuerpo humano, el mismo poder que da vida al cuerpo, da vida a toda la materia que lo rodea.

Ese poder creador que contiene el ALMA humana, que no es más que una extensión de lo que llamamos Dios, Inteligencia Infinita o Fuente Creadora, es dirigido por los PENSAMIENTOS de la persona y lo expande al Campo Cuántico de Posibilidades Infinitas.

Sabes que la materia se comporta como una onda hasta que el pensamiento la afecta y hace que, mediante ese poder creador del alma, esa onda se comporte como una partícula materializando un resultado.

Sabemos también que el Campo Cuántico no actúa de inmediato, sino que tiene un efecto retroactivo, es decir, que lo que se ha aplicado ya se ha creado, pero vemos sus efectos *a posteriori*.

De ahí la importancia de sostener los pensamientos en la nueva imagen creada en el mundo cuántico, y no en el reflejo muerto de las creaciones de nuestros pensamientos en el pasado.

De no ser así, el reflejo muerto cobra vida en nuestros pensamientos y el poder del ALMA lo recrea en el futuro, volviendo a manifestar la misma situación indeseable.

Por eso Jesús decía que cuando comíamos de lo muerto lo hacíamos revivir. Y añadió que *"no podíamos poner vino nuevo en odres viejos"*, porque lo nuevo rompería el odre con el cuero viejo y agrietado y el vino nuevo se echaría a perder.

Del mismo modo, no metas pensamientos del pasado en tu nuevo molde, o lo echarás a perder.

No existe otro poder creador que el del ALMA humana que es una extensión del poder que creó todo el Universo. Creer que puede existir otro poder en nuestra contra es crear falsos dioses. De ahí que en la Biblia se nos diga: *"No crearéis otros dioses delante de mí, YO SOY el único Dios verdadero"*.

Si tú eres capaz de entrar en *"estados de oración"*, lo que la ciencia llama *ondas Alpha*, y crear una nueva imagen en tu interior, en presente y positivo, "*creyendo que ya lo tienes*", entrando a la mente SUPRACONSCIENTE focalizando tu atención en el corazón y llenándolo de la energía de más alta vibración que es el AMOR, y luego eres capaz de "*orar sin cesar*", sosteniendo esa nueva imagen durante todos tus días, encarnando esa nueva realidad como si fuera un hecho y siguiendo los mensajes intuitivos de LA VOZ DE TU ALMA, entonces verás MILAGROS y te volverás un ALMA IMPARABLE hacia tus sueños.

Tu capacidad de **crear** en el mundo cuántico esa nueva realidad y **sostenerla** en el reflejo aunque este diga todo lo contrario, hasta verlo todo eso manifestado en el mundo físico, es el entrenamiento más importante que podrás hacer durante toda tu vida.

Si eres capaz de lograrlo, descubrirás **el inmenso poder del ALMA humana para manifestar todos tus deseos a través de la emoción del AMOR y del órgano más importante para la atracción, el CORAZÓN**.

Ahora, piensa un rato acerca de esto, y traza un plan para lograrlo.

Después, gira la página, porque ahora que ya entiendes y comienzas a practicar los principios del mundo cuántico, vamos a ayudar a la materia a manifestar lo que queremos, dándole un empujoncito con algunas estrategias que te ayudarán a limpiar tus canales energéticos y crear más fácilmente esa nueva vida y nuevo cuerpo.

Esto que viene a continuación me resulta fascinante, sencillo y tremendamente poderoso, pero como siempre te digo, no creas ni una palabra de lo que te digo, COMPRUÉBALO.

SEGUNDA PARTE:

MUNDO FÍSICO/MATERIAL

(Alimento y Movimiento)

"Hipócrates decía: 'Que tu alimento sea tu medicina'

Yo añado:

Que tu ALIMENTO, PENSAMIENTO y MOVIMIENTO bien elegidos, sean tu medicina.

Porque la mayoría de alimentos hoy en día están contaminados, los movimientos que hacemos son lesivos y nuestros pensamientos están manipulados."

LAIN

NO PIENSES, ¡HAZ!

Un día hablaba con una chica por Instagram que me escribió para decirme que me acababa de descubrir y que estaba leyendo mi libro. Le dije:

-Tienes que venir al evento.

Me dijo:

-Me lo pensaré.

Le dije:

-Si lo piensas no lo harás. Y ¿sabes qué pasará? Que lo verás desde el sofá de tu casa y pensarás ¿por qué no hice caso?, y entonces tendrás que esperar un año más para participar.

He visto pasar más de 50.000 personas por el evento y han provocado miles de transformaciones en sus vidas. También he visto a cientos de miles pensando si ir o no. Ninguna de ellas ha transformado nada.

Si vivimos cien años, cada año se vuelve una pieza invaluable, ¿no crees?

Pensar en hacer algo que sabes que tienes que hacer, es alargar un proceso y perder días, semanas, meses o años que son invaluables por su escasez.

No vivimos tanto tiempo, así que postergar es matar bendiciones.

Cuando el ser humano entienda esto, empezará a llevar su vida a un siguiente nivel.

¿Por qué te cuento esto?

Porque nada de lo que hayas aprendido en el apartado anterior funcionará si no lo haces ya. Y nada de lo que voy a mostrarte ahora funcionará si no lo haces ya.

Una de las cosas que ha redefinido LA VOZ DE TU ALMA es el concepto de FE, entendido como la espera del milagro, pero que en realidad es la ACCIÓN MASIVA enfocada a lo que se espera.

La INTENCIÓN es ATENCIÓN hacia el DESEO acompañada de ACCIÓN. Sin esto último, no hay milagro.

Ahora, puedes "pensar" acerca de esto, o puedes hacer caso a un mentor que te lo está diciendo por experiencia propia y hacerlo.

Si la SALUD es tu objetivo, entonces no tienes tiempo de pensar, es tiempo de ACTUAR MASIVAMENTE con la verdadera FE de la que hablaba Jesús.

Esa chica de Instagram no pensaba tomar acción, pero no paraba de repetirme que, si algún día iba a su ciudad, le encantaría conocerme.

No entendía lo siguiente:

¿Por qué iba a tener que invertir mi tiempo en conocer a alguien que no tiene la fe suficiente como para tomar un tren o un avión y venir a aprender en vivo de la experiencia de alguien que lo ha logrado?

En la Biblia se cuenta la historia de un paralítico que escuchó que un hombre sanaba. Estaba a 24 horas de camino y no podía andar, así que convenció a sus amigos para que cargasen con él a sus espaldas y le llevaran donde estaba Jesús.

Cuando llegaron al lugar después de un largo día y una larga noche de camino, el lugar estaba lleno a rebosar. Nadie podía entrar donde estaba Jesús.

Los amigos le dijeron:

-Ya lo hemos intentado, ahora vamos a volver, hicimos lo que pudimos.

Pero ese hombre tenía FE, y dijo:

-Yo he venido a ver a Jesús y que me sane, y eso es lo que haré. Si no podemos entrar por la puerta, lo haremos por la ventana, y, si no, por el tejado, pero voy a sanar y ese hombre me va a ver. No hay otra opción.

Así que le subieron al tejado, y bajaron al hombre a donde estaba Jesús. Cuan él le vio, le tocó y le dijo:

-Tu FE te ha salvado.

No dijo "yo te he salvado", dijo "tu FE".

Ese hombre demostró su FE con acción masiva y no se rindió hasta obtener lo que quería. Eso es lo que obró el milagro.

¿Me estoy haciendo comprender?

Si quieres salud, energía o más vitalidad, no negocies el precio, la distancia o lo que sea que necesites.

Una persona obtiene lo que quiere porque está dispuesta a hacer LO QUE SEA NECESARIO y a no detenerse hasta lograrlo.

¡Eso es ser un ALMA IMPARABLE!

Por supuesto, aquella chica finalmente decidió venir al evento cuando vio que su vida no avanzaba, y me dijo:

-Menos mal que te hice caso.

Y yo le dije:

-Tu FE te ha salvado.

Jesús dijo:

"El que busca no debe dejar de buscar hasta tanto que encuentre. Y cuando encuentre se estremecerá, y tras su estremecimiento se llenará de admiración y reinará sobre el universo".

¿A quién no le gusta sentir ese estremecimiento que provoca ver su deseo llegar a su vida?

A todos, ¿verdad?

Pero eso no llega al que no busca, y buscar implica ¿a que no sabes qué? ¡ACCIÓN! Buscar es un verbo que implica acción, *"y el VERBO se hizo carne y habitó entre nosotros"*.

La Biblia y los mensajes de Jesús están cargados de mensajes enfocados a la acción. Si algo no te gusta, cámbialo. Ve a por lo que sí quieres. Y sin embargo, nos han enseñado una FE pasiva, basada en la espera.

¡No es así como funciona!

¿Quieres más salud? Ve a por ella.

Y ahora que sabes que nada sucederá si no actúas con FE, estás preparado para obtener la maravillosa información que tengo para ti.

Gira la página y descubre lo que hará que tu VIBRACIÓN se eleve y cree sincronicidades maravillosas en el campo cuántico de posibilidades infinitas...

AMA EL CANAL

Salud, Dinero y Amor. ¿De dónde vienen?

Siempre les digo a mis estudiantes y participantes de los eventos que todo tiene un canal a través del cual llega lo que queremos.

El dinero llega a través de los negocios, el amor llega a través de las relaciones y la salud llega a través del cuerpo.

Del mismo modo que uno no puede volverse millonario si detesta el sistema capitalista, los negocios o el dinero, o que uno no puede sentir un amor de verdad si no es a través de las relaciones, incluida la relación más importante, que es la de uno para consigo mismo; tampoco es posible experimentar una salud, energía y vitalidad desbordantes si no amamos el canal a través del cual nos llega, que es el cuerpo.

Ama tu cuerpo, ama tus células, en definitiva, ámate a ti.

Y que no se quede solo en palabras, NO PIENSES, HAZ. Te prometo que tu vida mejorará si empiezas a amarte. Los pensamientos tienen poder creador y las palabras también.

Entonces, piensa con amor a tu cuerpo y a ti, háblale con amor a tu cuerpo y a ti. Hazlo ahora. Háblale. Sí, puede parecer una locura, pero funciona.

El poder creador del ALMA humana, dirigido por los pensamientos de la MENTE, tiene la capacidad de crear para bien o para mal. El mismo poder que creó el mal, tiene la capacidad de crear el bien.

Todos los días de tu vida, por la mañana o por la noche, quiero que te ponga de pie, desnudo ante el espejo, y que te digas palabras bonitas hasta que reconozcas lo absolutamente fascinante y maravilloso que eres.

Voy a darte datos...

Las probabilidades de que tus padres se encontrasen es 1 entre 20.000, 1 sobre 10 de que se hablen, 1 sobre 100 de que salgan una vez y continúen saliendo durante más tiempo y finalmente una moneda al aire de que sigan juntos hasta tener hijos.

Si combinamos estas probabilidades nos da:

1/40.000.000

Parece bastante improbable, ¿verdad?

Pero espera, que hay más. Tú fuiste un esperma y las probabilidades de que haya sido ese y no otro el que se encontrara con el óvulo de tu madre, son

1/400.000.000.000.000.000

Y si sumamos ese número con la probabilidad de que tus ancestros no interrumpieran su linaje durante toda la existencia humana nos da:

1/100000000000000000000000000000000000000000000
00000000000000000000000000000000000000000000000
00000000000000000000000000000000000000000000000

0000000000000000000000000000000000000000000000000000000
0000000000000000000000000000000000000000000000000000000
0000000000000000000000000000000000000000000000000000000
0000000000000000000000000000000000000000000000000000000
0000000000000000000000000000000000000000000000000000000
0000000000000000000000000000000000000000000000000000000
0000000000000000000000000000000000000000000000000000000
0000000000000000000000000000000000000000000000000000000
0000000000000000000000000000000000000000000000000000000
0000000000000000000000000000000000000000000000000000000
0000000000000000000000000000000000000000000000000000000
0000000000000000000000000000000000000000000000000000000
0000000000000000000000000000000000000000000000000000000
0000000000000000000000000000000000000000000000000000000
0000000000000000000000000000000000000000000000000000000
0000000000000000000000000000000000000000000000000000000
0000000000000000000000000000000000000000000000000000000
0000000000000000000000000000000000000000000000000000000
0000000000000000000000000000000000000000000000000000000
0000000000000000000000000000000000000000000000000000000
0000000000000000000000000000000000000000000000000000000
0000000000000000000000000000000000000000000000000000000
0000000000000000000000000000000000000000000000000000000
0000000000000000000000000000000000000000000000000000000
0000000000000000000000000000000000000000000000000000000
0000000000000000000000000000000000000000000000000000000
0000000000000000000000000000000000000000000000000000000
0000000000000000000000000000000000000000000000000000000
0000000000000000000000000000000000000000000000000000000
0000000000000000000000000000000000000000000000000000000
0000000000000000000000000000000000000000000000000000000

00000000000000000000000000000000000000000000000000
00000000000000000000000000000000000000000000000000
00000000000000000000000000000000000000000000000000
00000000000000000000000000000000000000000000000000
00000000000000000000000000000000000000000000000000
00000000000000000000000000000000000000000000000000
00000000000000000000000000000000000000000000000000
00000000000000000000000000000000000000000000000000
00000000000000000000000000000000000000000000000000
00000000000000000000000000000000000000000000000000
00000000000000000000000000000000000000000000000000
00000000000000000000000000000000000000000000000000
00000000000000000000000000000000000000000000000000
00000000000000000000000000000000000000000000000000
00000000000000000000000000000000000000000000000000
00000000000000000000000000000000000000000000000000
00000000000000000000000000000000000000000000000000
00000000000000000000000000000000000000000000000000
00000000000000000000000000000000000000000000000000
00000000000000000000000000000000000000000000000000
00000000000000000000000000000000000000000000000000
00000000000000000000000000000000000000000000000000
00000000000000000000000000000000000000000000000000
00000000000000000000000000000000000000000000000000
00000000000000000000000000000000000000000000000000
00000000000000000000000000000000000000000000000000
00000000000000000000000000000000000000000000000000
00000000000000000000000000000000000000000000000000
00000000000000000000000000000000000000000000000000
00000000000000000000000000000000000000000000000000
00000000000000000000000000000000000000000000000000

0000000000000000000000000000000000000000000000000000
0000000000000000000000000000000000000000000000000000
0000000000000000000000000000000000000000000000000000
0000000000000000000000000000000000000000000000000000
0000000000000000000000000000000000000000000000000000
0000000000000000000000000000000000000000000000000000
0000000000000000000000000000000000000000000000000000
0000000000000000000000000000000000000000000000000000
0000000000000000000000000000000000000000000000000000
0000000000000000000000000000000000000000000000000000
0000000000000000000000000000000000000000000000000000
0000000000000000000000000000000000000000000000000000
0000000000000000000000000000000000000000000000000000
0000000000000000000000000000000000000000000000000000
0000000000000000000000000000000000000000000000000000
0000000000000000000000000000000000000000000000000000
0000000000000000000000000000000000000000000000000000
0000000000000000000000000000000000000000000000000000
0000000000000000000000000000000000000000000000000000
0000000000000000000000000000000000000000000000000000
0000000000000000000000000000000000000000000000000000
0000000000000000000000000000000000000000000000000000
0000000000000000000000000000000000000000000000000000
0000000000000000000000000000000000000000000000000000
0000000000000000000000000000000000000000000000000000
0000000000000000000000000000000000000000000000000000
0000000000000000000000000000000000000000000000000000
0000000000000000000000000000000000000000000000000000
0000000000000000000000000000000000000000000000000000
0000000000000000000000000000000000000000000000000000
0000000000000000000000000000000000000000000000000000

0000000000000000000000000000000000000000000000000000000
0000000000000000000000000000000000000000000000000000000
0000000000000000000000000000000000000000000000000000000
0000000000000000000000000000000000000000000000000000000
0000000000000000000000000000000000000000000000000000000
0000000000000000000000000000000000000000000000000000000
0000000000000000000000000000000000000000000000000000000
0000000000000000000000000000000000000000000000000000000
0000000000000000000000000000000000000000000000000000000
0000000000000000000000000000000000000000000000000000000
0000000000000000000000000000000000000000000000000000000
0000000000000000000000000000000000000000000000000000000
0000000000000000000000000000000000000000000000000000000
0000000000000000000000000000000000000000000000000000000
0000000000000000000000000000000000000000000000000000000
0000000000000000000000000000000000000000000000000000000
0000000000000000000000000000000000000000000000000000000
0000000000000000000000000000000000000000000000000000000
0000000000000000000000000000000000000000000000000000000
0000000000000000000000000000000000000000000000000000000
0000000000000000000000000000000000000000000000000000000
0000000000000000000000000000000000000000000000000000000
0000000000000000000000000000000000000000000000000000000
0000000000000000000000000000000000000000000000000000000
0000000000000000000000000000000000000000000000000000000
0000000000000000000000000000000000000000000000000000000
0000000000000000000000000000000000000000000000000000000
0000000000000000000000000000000000000000000000000000000
0000000000000000000000000000000000000000000000000000000
0000000000000000000000000000000000000000000000000000000
0000000000000000000000000000000000000000000000000000000

0000000000000000000000000000000000000000000000000000000
0000000000000000000000000000000000000000000000000000000
0000000000000000000000000000000000000000000000000000000
0000000000000000000000000000000000000000000000000000000
0000000000000000000000000000000000000000000000000000000
0000000000000000000000000000000000000000000000000000000
0000000000000000000000000000000000000000000000000000000
0000000000000000000000000000000000000000000000000000000
0000000000000000000000000000000000000000000000000000000
0000000000000000000000000000000000000000000000000000000
0000000000000000000000000000000000000000000000000000000
0000000000000000000000000000000000000000000000000000000
0000000000000000000000000000000000000000000000000000000
0000000000000000000000000000000000000000000000000000000
0000000000000000000000000000000000000000000000000000000
0000000000000000000000000000000000000000000000000000000
0000000000000000000000000000000000000000000000000000000
0000000000000000000000000000000000000000000000000000000
0000000000000000000000000000000000000000000000000000000
0000000000000000000000000000000000000000000000000000000
0000000000000000000000000000000000000000000000000000000
0000000000000000000000000000000000000000000000000000000
0000000000000000000000000000000000000000000000000000000
0000000000000000000000000000000000000000000000000000000
0000000000000000000000000000000000000000000000000000000
0000000000000000000000000000000000000000000000000000000
0000000000000000000000000000000000000000000000000000000
0000000000000000000000000000000000000000000000000000000
0000000000000000000000000000000000000000000000000000000
0000000000000000000000000000000000000000000000000000000
0000000000000000000000000000000000000000000000000000000

000000000000000000000000000000000000000000000000000000
000000000000000000000000000000000000000000000000000000
000000000000000000000000000000000000000000000000000000
000000000000000000000000000000000000000000000000000000
000000000000000000000000000000000000000000000000000000
000000000000000000000000000000000000000000000000000000
000000000000000000000000000000000000000000000000000000
000000000000000000000000000000000000000000000000000000
000000000000000000000000000000000000000000000000000000
000000000000000000000000000000000000000000000000000000
000000000000000000000000000000000000000000000000000000
000000000000000000000000000000000000000000000000000000
000000000000000000000000000000000000000000000000000000
000000000000000000000000000000000000000000000000000000
000000000000000000000000000000000000000000000000000000
000000000000000000000000000000000000000000000000000000
000000000000000000000000000000000000000000000000000000
000000000000000000000000000000000000000000000000000000
000000000000000000000000000000000000000000000000000000
000000000000000000000000000000000000000000000000000000
000000000000000000000000000000000000000000000000000000
000000000000000000000000000000000000000000000000000000
000000000000000000000000000000000000000000000000000000
000000000000000000000000000000000000000000000000000000
000000000000000000000000000000000000000000000000000000
000000000000000000000000000000000000000000000000000000
000000000000000000000000000000000000000000000000000000
000000000000000000000000000000000000000000000000000000
000000000000000000000000000000000000000000000000000000
000000000000000000000000000000000000000000000000000000
000000000000000000000000000000000000000000000000000000

00000000000000000000000000000000000000000000000000000
00000000000000000000000000000000000000000000000000000
00000000000000000000000000000000000000000000000000000
00000000000000000000000000000000000000000000000000000
00000000000000000000000000000000000000000000000000000
00000000000000000000000000000000000000000000000000000
00000000000000000000000000000000000000000000000000000
00000000000000000000000000000000000000000000000000000
00000000000000000000000000000000000000000000000000000
00000000000000000000000000000000000000000000000000000
00000000000000000000000000000000000000000000000000000
00000000000000000000000000000000000000000000000000000
00000000000000000000000000000000000000000000000000000
00000000000000000000000000000000000000000000000000000
00000000000000000000000000000000000000000000000000000
00000000000000000000000000000000000000000000000000000
00000000000000000000000000000000000000000000000000000
00000000000000000000000000000000000000000000000000000
00000000000000000000000000000000000000000000000000000
00000000000000000000000000000000000000000000000000000
00000000000000000000000000000000000000000000000000000
00000000000000000000000000000000000000000000000000000
00000000000000000000000000000000000000000000000000000
00000000000000000000000000000000000000000000000000000
00000000000000000000000000000000000000000000000000000
00000000000000000000000000000000000000000000000000000
00000000000000000000000000000000000000000000000000000
00000000000000000000000000000000000000000000000000000
00000000000000000000000000000000000000000000000000000
00000000000000000000000000000000000000000000000000000
00000000000000000000000000000000000000000000000000000

0000000000000000000000000000000000000000000000000000000
0000000000000000000000000000000000000000000000000000000
0000000000000000000000000000000000000000000000000000000
0000000000000000000000000000000000000000000000000000000
0000000000000000000000000000000000000000000000000000000
0000000000000000000000000000000000000000000000000000000
0000000000000000000000000000000000000000000000000000000
0000000000000000000000000000000000000000000000000000000
0000000000000000000000000000000000000000000000000000000
0000000000000000000000000000000000000000000000000000000
0000000000000000000000000000000000000000000000000000000
0000000000000000000000000000000000000000000000000000000
0000000000000000000000000000000000000000000000000000000
0000000000000000000000000000000000000000000000000000000
0000000000000000000000000000000000000000000000000000000
0000000000000000000000000000000000000000000000000000000
0000000000000000000000000000000000000000000000000000000
0000000000000000000000000000000000000000000000000000000
0000000000000000000000000000000000000000000000000000000
0000000000000000000000000000000000000000000000000000000
0000000000000000000000000000000000000000000000000000000
0000000000000000000000000000000000000000000000000000000
0000000000000000000000000000000000000000000000000000000
0000000000000000000000000000000000000000000000000000000
0000000000000000000000000000000000000000000000000000000
0000000000000000000000000000000000000000000000000000000
0000000000000000000000000000000000000000000000000000000
0000000000000000000000000000000000000000000000000000000
0000000000000000000000000000000000000000000000000000000
0000000000000000000000000000000000000000000000000000000
0000000000000000000000000000000000000000000000000000000

00000000000000000000000000000000000000000000000000
00000000000000000000000000000000000000000000000000
00000000000000000000000000000000000000000000000000
00000000000000000000000000000000000000000000000000
00000000000000000000000000000000000000000000000000
00000000000000000000000000000000000000000000000000
00000000000000000000000000000000000000000000000000
00000000000000000000000000000000000000000000000000
00000000000000000000000000000000000000000000000000
00000000000000000000000000000000000000000000000000
00000000000000000000000000000000000000000000000000
00000000000000000000000000000000000000000000000000
00000000000000000000000000000000000000000000000000
00000000000000000000000000000000000000000000000000
00000000000000000000000000000000000000000000000000
00000000000000000000000000000000000000000000000000
00000000000000000000000000000000000000000000000000
00000000000000000000000000000000000000000000000000
00000000000000000000000000000000000000000000000000
00000000000000000000000000000000000000000000000000
00000000000000000000000000000000000000000000000000
00000000000000000000000000000000000000000000000000
00000000000000000000000000000000000000000000000000
00000000000000000000000000000000000000000000000000
00000000000000000000000000000000000000000000000000
00000000000000000000000000000000000000000000000000
00000000000000000000000000000000000000000000000000
00000000000000000000000000000000000000000000000000
00000000000000000000000000000000000000000000000000
00000000000000000000000000000000000000000000000000
00000000000000000000000000000000000000000000000000

00000000000000000000000000000000000000000000000000
00000000000000000000000000000000000000000000000000
00000000000000000000000000000000000000000000000000
00000000000000000000000000000000000000000000000000
00000000000000000000000000000000000000000000000000
00000000000000000000000000000000000000000000000000
00000000000000000000000000000000000000000000000000
00000000000000000000000000000000000000000000000000
00000000000000000000000000000000000000000000000000
00000000000000000000000000000000000000000000000000
00000000000000000000000000000000000000000000000000
00000000000000000000000000000000000000000000000000
00000000000000000000000000000000000000000000000000
00000000000000000000000000000000000000000000000000
00000000000000000000000000000000000000000000000000
00000000000000000000000000000000000000000000000000
00000000000000000000000000000000000000000000000000
00000000000000000000000000000000000000000000000000
00000000000000000000000000000000000000000000000000
00000000000000000000000000000000000000000000000000
00000000000000000000000000000000000000000000000000
00000000000000000000000000000000000000000000000000
00000000000000000000000000000000000000000000000000
00000000000000000000000000000000000000000000000000
00000000000000000000000000000000000000000000000000
00000000000000000000000000000000000000000000000000
00000000000000000000000000000000000000000000000000
00000000000000000000000000000000000000000000000000
00000000000000000000000000000000000000000000000000
00000000000000000000000000000000000000000000000000
00000000000000000000000000000000000000000000000000

000000000000000000000000000000000000000000000000000
000000000000000000000000000000000000000000000000000
000000000000000000000000000000000000000000000000000
000000000000000000000000000000000000000000000000000
000000000000000000000000000000000000000000000000000
000000000000000000000000000000000000000000000000000
000000000000000000000000000000000000000000000000000
000000000000000000000000000000000000000000000000000
000000000000000000000000000000000000000000000000000
000000000000000000000000000000000000000000000000000
000000000000000000000000000000000000000000000000000
000000000000000000000000000000000000000000000000000
000000000000000000000000000000000000000000000000000
000000000000000000000000000000000000000000000000000
000000000000000000000000000000000000000000000000000
000000000000000000000000000000000000000000000000000
000000000000000000000000000000000000000000000000000
000000000000000000000000000000000000000000000000000
000000000000000000000000000000000000000000000000000
000000000000000000000000000000000000000000000000000
000000000000000000000000000000000000000000000000000
000000000000000000000000000000000000000000000000000
000000000000000000000000000000000000000000000000000
000000000000000000000000000000000000000000000000000
000000000000000000000000000000000000000000000000000
000000000000000000000000000000000000000000000000000
000000000000000000000000000000000000000000000000000
000000000000000000000000000000000000000000000000000
000000000000000000000000000000000000000000000000000
000000000000000000000000000000000000000000000000000
000000000000000000000000000000000000000000000000000

00000000000000000000000000000000000000000000000000
00000000000000000000000000000000000000000000000000
00000000000000000000000000000000000000000000000000
00000000000000000000000000000000000000000000000000
00000000000000000000000000000000000000000000000000
00000000000000000000000000000000000000000000000000
00000000000000000000000000000000000000000000000000
00000000000000000000000000000000000000000000000000
00000000000000000000000000000000000000000000000000
00000000000000000000000000000000000000000000000000
00000000000000000000000000000000000000000000000000
00000000000000000000000000000000000000000000000000
00000000000000000000000000000000000000000000000000
00000000000000000000000000000000000000000000000000
00000000000000000000000000000000000000000000000000
00000000000000000000000000000000000000000000000000
00000000000000000000000000000000000000000000000000
00000000000000000000000000000000000000000000000000
00000000000000000000000000000000000000000000000000
00000000000000000000000000000000000000000000000000
00000000000000000000000000000000000000000000000000
00000000000000000000000000000000000000000000000000
00000000000000000000000000000000000000000000000000
00000000000000000000000000000000000000000000000000
00000000000000000000000000000000000000000000000000
00000000000000000000000000000000000000000000000000
00000000000000000000000000000000000000000000000000
00000000000000000000000000000000000000000000000000
00000000000000000000000000000000000000000000000000
00000000000000000000000000000000000000000000000000
00000000000000000000000000000000000000000000000000

00000000000000000000000000000000000000000000000000
00000000000000000000000000000000000000000000000000
00000000000000000000000000000000000000000000000000
00000000000000000000000000000000000000000000000000
00000000000000000000000000000000000000000000000000
00000000000000000000000000000000000000000000000000
00000000000000000000000000000000000000000000000000
00000000000000000000000000000000000000000000000000
00000000000000000000000000000000000000000000000000
00000000000000000000000000000000000000000000000000
00000000000000000000000000000000000000000000000000
00000000000000000000000000000000000000000000000000
00000000000000000000000000000000000000000000000000
00000000000000000000000000000000000000000000000000
00000000000000000000000000000000000000000000000000
00000000000000000000000000000000000000000000000000
00000000000000000000000000000000000000000000000000
00000000000000000000000000000000000000000000000000
00000000000000000000000000000000000000000000000000
00000000000000000000000000000000000000000000000000
00000000000000000000000000000000000000000000000000
00000000000000000000000000000000000000000000000000
00000000000000000000000000000000000000000000000000
00000000000000000000000000000000000000000000000000
00000000000000000000000000000000000000000000000000
00000000000000000000000000000000000000000000000000
00000000000000000000000000000000000000000000000000
00000000000000000000000000000000000000000000000000
00000000000000000000000000000000000000000000000000
00000000000000000000000000000000000000000000000000
00000000000000000000000000000000000000000000000000

00000000000000000000000000000000000000000000000000
00000000000000000000000000000000000000000000000000
00000000000000000000000000000000000000000000000000
00000000000000000000000000000000000000000000000000
00000000000000000000000000000000000000000000000000
00000000000000000000000000000000000000000000000000
00000000000000000000000000000000000000000000000000
00000000000000000000000000000000000000000000000000
00000000000000000000000000000000000000000000000000
00000000000000000000000000000000000000000000000000
00000000000000000000000000000000000000000000000000
00000000000000000000000000000000000000000000000000
00000000000000000000000000000000000000000000000000
00000000000000000000000000000000000000000000000000
00000000000000000000000000000000000000000000000000
00000000000000000000000000000000000000000000000000
00000000000000000000000000000000000000000000000000
00000000000000000000000000000000000000000000000000
00000000000000000000000000000000000000000000000000
00000000000000000000000000000000000000000000000000
00000000000000000000000000000000000000000000000000
00000000000000000000000000000000000000000000000000
00000000000000000000000000000000000000000000000000
00000000000000000000000000000000000000000000000000
00000000000000000000000000000000000000000000000000
00000000000000000000000000000000000000000000000000
00000000000000000000000000000000000000000000000000
00000000000000000000000000000000000000000000000000
00000000000000000000000000000000000000000000000000
00000000000000000000000000000000000000000000000000
00000000000000000000000000000000000000000000000000

0000000000000000000000000000000000000000000000000000000
0000000000000000000000000000000000000000000000000000000
0000000000000000000000000000000000000000000000000000000
0000000000000000000000000000000000000000000000000000000
0000000000000000000000000000000000000000000000000000000
0000000000000000000000000000000000000000000000000000000
0000000000000000000000000000000000000000000000000000000
0000000000000000000000000000000000000000000000000000000
0000000000000000000000000000000000000000000000000000000
0000000000000000000000000000000000000000000000000000000
0000000000000000000000000000000000000000000000000000000
0000000000000000000000000000000000000000000000000000000
0000000000000000000000000000000000000000000000000000000
0000000000000000000000000000000000000000000000000000000
0000000000000000000000000000000000000000000000000000000
0000000000000000000000000000000000000000000000000000000
0000000000000000000000000000000000000000000000000000000
0000000000000000000000000000000000000000000000000000000
0000000000000000000000000000000000000000000000000000000
0000000000000000000000000000000000000000000000000000000
0000000000000000000000000000000000000000000000000000000
0000000000000000000000000000000000000000000000000000000
0000000000000000000000000000000000000000000000000000000
0000000000000000000000000000000000000000000000000000000
0000000000000000000000000000000000000000000000000000000
0000000000000000000000000000000000000000000000000000000
0000000000000000000000000000000000000000000000000000000
0000000000000000000000000000000000000000000000000000000
0000000000000000000000000000000000000000000000000000000
0000000000000000000000000000000000000000000000000000000
0000000000000000000000000000000000000000000000000000000

0000000000000000000000000000000000000000000000000000000
0000000000000000000000000000000000000000000000000000000
0000000000000000000000000000000000000000000000000000000
0000000000000000000000000000000000000000000000000000000
0000000000000000000000000000000000000000000000000000000
0000000000000000000000000000000000000000000000000000000
0000000000000000000000000000000000000000000000000000000
0000000000000000000000000000000000000000000000000000000
0000000000000000000000000000000000000000000000000000000
0000000000000000000000000000000000000000000000000000000
0000000000000000000000000000000000000000000000000000000
0000000000000000000000000000000000000000000000000000000
0000000000000000000000000000000000000000000000000000000
0000000000000000000000000000000000000000000000000000000
0000000000000000000000000000000000000000000000000000000
0000000000000000000000000000000000000000000000000000000
0000000000000000000000000000000000000000000000000000000
0000000000000000000000000000000000000000000000000000000
0000000000000000000000000000000000000000000000000000000
0000000000000000000000000000000000000000000000000000000
0000000000000000000000000000000000000000000000000000000
0000000000000000000000000000000000000000000000000000000
0000000000000000000000000000000000000000000000000000000
0000000000000000000000000000000000000000000000000000000
0000000000000000000000000000000000000000000000000000000
0000000000000000000000000000000000000000000000000000000
0000000000000000000000000000000000000000000000000000000
0000000000000000000000000000000000000000000000000000000
0000000000000000000000000000000000000000000000000000000
0000000000000000000000000000000000000000000000000000000
0000000000000000000000000000000000000000000000000000000

0000000000000000000000000000000000000000000000000000
0000000000000000000000000000000000000000000000000000
0000000000000000000000000000000000000000000000000000
0000000000000000000000000000000000000000000000000000
0000000000000000000000000000000000000000000000000000
0000000000000000000000000000000000000000000000000000
0000000000000000000000000000000000000000000000000000
0000000000000000000000000000000000000000000000000000
0000000000000000000000000000000000000000000000000000
0000000000000000000000000000000000000000000000000000
0000000000000000000000000000000000000000000000000000
0000000000000000000000000000000000000000000000000000
0000000000000000000000000000000000000000000000000000
0000000000000000000000000000000000000000000000000000
0000000000000000000000000000000000000000000000000000
0000000000000000000000000000000000000000000000000000
0000000000000000000000000000000000000000000000000000
0000000000000000000000000000000000000000000000000000
0000000000000000000000000000000000000000000000000000
0000000000000000000000000000000000000000000000000000
0000000000000000000000000000000000000000000000000000
0000000000000000000000000000000000000000000000000000
0000000000000000000000000000000000000000000000000000
0000000000000000000000000000000000000000000000000000
0000000000000000000000000000000000000000000000000000
0000000000000000000000000000000000000000000000000000
0000000000000000000000000000000000000000000000000000
0000000000000000000000000000000000000000000000000000
0000000000000000000000000000000000000000000000000000
0000000000000000000000000000000000000000000000000000
0000000000000000000000000000000000000000000000000000

00000000000000000000000000000000000000000000000000
00000000000000000000000000000000000000000000000000
00000000000000000000000000000000000000000000000000
00000000000000000000000000000000000000000000000000
00000000000000000000000000000000000000000000000000
00000000000000000000000000000000000000000000000000
00000000000000000000000000000000000000000000000000
00000000000000000000000000000000000000000000000000
00000000000000000000000000000000000000000000000000
00000000000000000000000000000000000000000000000000
00000000000000000000000000000000000000000000000000
00000000000000000000000000000000000000000000000000
00000000000000000000000000000000000000000000000000
00000000000000000000000000000000000000000000000000
00000000000000000000000000000000000000000000000000
00000000000000000000000000000000000000000000000000
00000000000000000000000000000000000000000000000000
00000000000000000000000000000000000000000000000000
00000000000000000000000000000000000000000000000000
00000000000000000000000000000000000000000000000000
00000000000000000000000000000000000000000000000000
00000000000000000000000000000000000000000000000000
00000000000000000000000000000000000000000000000000
00000000000000000000000000000000000000000000000000
00000000000000000000000000000000000000000000000000
00000000000000000000000000000000000000000000000000
00000000000000000000000000000000000000000000000000
00000000000000000000000000000000000000000000000000
00000000000000000000000000000000000000000000000000
00000000000000000000000000000000000000000000000000
00000000000000000000000000000000000000000000000000

000000000000000000000000000000000000000000000000000000
000000000000000000000000000000000000000000000000000000
000000000000000000000000000000000000000000000000000000
000000000000000000000000000000000000000000000000000000
000000000000000000000000000000000000000000000000000000
000000000000000000000000000000000000000000000000000000
000000000000000000000000000000000000000000000000000000
000000000000000000000000000000000000000000000000000000
000000000000000000000000000000000000000000000000000000
000000000000000000000000000000000000000000000000000000
000000000000000000000000000000000000000000000000000000
000000000000000000000000000000000000000000000000000000
000000000000000000000000000000000000000000000000000000
000000000000000000000000000000000000000000000000000000
000000000000000000000000000000000000000000000000000000
000000000000000000000000000000000000000000000000000000
000000000000000000000000000000000000000000000000000000
000000000000000000000000000000000000000000000000000000
000000000000000000000000000000000000000000000000000000
000000000000000000000000000000000000000000000000000000
000000000000000000000000000000000000000000000000000000
000000000000000000000000000000000000000000000000000000
000000000000000000000000000000000000000000000000000000
000000000000000000000000000000000000000000000000000000
000000000000000000000000000000000000000000000000000000
000000000000000000000000000000000000000000000000000000
000000000000000000000000000000000000000000000000000000
000000000000000000000000000000000000000000000000000000
000000000000000000000000000000000000000000000000000000
000000000000000000000000000000000000000000000000000000
000000000000000000000000000000000000000000000000000000

000000000000000000000000000000000000000000000000000000
000000000000000000000000000000000000000000000000000000
000000000000000000000000000000000000000000000000000000
000000000000000000000000000000000000000000000000000000
000000000000000000000000000000000000000000000000000000
000000000000000000000000000000000000000000000000000000
000000000000000000000000000000000000000000000000000000
000000000000000000000000000000000000000000000000000000
000000000000000000000000000000000000000000000000000000
000000000000000000000000000000000000000000000000000000
000000000000000000000000000000000000000000000000000000
000000000000000000000000000000000000000000000000000000
000000000000000000000000000000000000000000000000000000
000000000000000000000000000000000000000000000000000000
000000000000000000000000000000000000000000000000000000
000000000000000000000000000000000000000000000000000000
000000000000000000000000000000000000000000000000000000
000000000000000000000000000000000000000000000000000000
000000000000000000000000000000000000000000000000000000
000000000000000000000000000000000000000000000000000000
000000000000000000000000000000000000000000000000000000
000000000000000000000000000000000000000000000000000000
000000000000000000000000000000000000000000000000000000
000000000000000000000000000000000000000000000000000000
000000000000000000000000000000000000000000000000000000
000000000000000000000000000000000000000000000000000000
000000000000000000000000000000000000000000000000000000
000000000000000000000000000000000000000000000000000000
000000000000000000000000000000000000000000000000000000
000000000000000000000000000000000000000000000000000000
000000000000000000000000000000000000000000000000000000

000000000000000000000000000000000000000000000000000
000000000000000000000000000000000000000000000000000
000000000000000000000000000000000000000000000000000
000000000000000000000000000000000000000000000000000
000000000000000000000000000000000000000000000000000
000000000000000000000000000000000000000000000000000
000000000000000000000000000000000000000000000000000
000000000000000000000000000000000000000000000000000
000000000000000000000000000000000000000000000000000
000000000000000000000000000000000000000000000000000
000000000000000000000000000000000000000000000000000
000000000000000000000000000000000000000000000000000
000000000000000000000000000000000000000000000000000
000000000000000000000000000000000000000000000000000
000000000000000000000000000000000000000000000000000
000000000000000000000000000000000000000000000000000
000000000000000000000000000000000000000000000000000
000000000000000000000000000000000000000000000000000
000000000000000000000000000000000000000000000000000
000000000000000000000000000000000000000000000000000
000000000000000000000000000000000000000000000000000
000000000000000000000000000000000000000000000000000
000000000000000000000000000000000000000000000000000
000000000000000000000000000000000000000000000000000
000000000000000000000000000000000000000000000000000
000000000000000000000000000000000000000000000000000
000000000000000000000000000000000000000000000000000
000000000000000000000000000000000000000000000000000
000000000000000000000000000000000000000000000000000
000000000000000000000000000000000000000000000000000
000000000000000000000000000000000000000000000000000

00000000000000000000000000000000000000000000000000000000
00000000000000000000000000000000000000000000000000000000
00000000000000000000000000000000000000000000000000000000
00000000000000000000000000000000000000000000000000000000
00000000000000000000000000000000000000000000000000000000
00000000000000000000000000000000000000000000000000000000
00000000000000000000000000000000000000000000000000000000
00000000000000000000000000000000000000000000000000000000
00000000000000000000000000000000000000000000000000000000
00000000000000000000000000000000000000000000000000000000
00000000000000000000000000000000000000000000000000000000
00000000000000000000000000000000000000000000000000000000
00000000000000000000000000000000000000000000000000000000
00000000000000000000000000000000000000000000000000000000
00000000000000000000000000000000000000000000000000000000
00000000000000000000000000000000000000000000000000000000
00000000000000000000000000000000000000000000000000000000
00000000000000000000000000000000000000000000000000000000
00000000000000000000000000000000000000000000000000000000
00000000000000000000000000000000000000000000000000000000
00000000000000000000000000000000000000000000000000000000
00000000000000000000000000000000000000000000000000000000
00000000000000000000000000000000000000000000000000000000
00000000000000000000000000000000000000000000000000000000
00000000000000000000000000000000000000000000000000000000
00000000000000000000000000000000000000000000000000000000
00000000000000000000000000000000000000000000000000000000
00000000000000000000000000000000000000000000000000000000
00000000000000000000000000000000000000000000000000000000
00000000000000000000000000000000000000000000000000000000
00000000000000000000000000000000000000000000000000000000

0000000000000000000000000000000000000000000000000000000
0000000000000000000000000000000000000000000000000000000
0000000000000000000000000000000000000000000000000000000
0000000000000000000000000000000000000000000000000000000
0000000000000000000000000000000000000000000000000000000
0000000000000000000000000000000000000000000000000000000
0000000000000000000000000000000000000000000000000000000
0000000000000000000000000000000000000000000000000000000
0000000000000000000000000000000000000000000000000000000
0000000000000000000000000000000000000000000000000000000
0000000000000000000000000000000000000000000000000000000
0000000000000000000000000000000000000000000000000000000
0000000000000000000000000000000000000000000000000000000
0000000000000000000000000000000000000000000000000000000
0000000000000000000000000000000000000000000000000000000
0000000000000000000000000000000000000000000000000000000
0000000000000000000000000000000000000000000000000000000
0000000000000000000000000000000000000000000000000000000
0000000000000000000000000000000000000000000000000000000
0000000000000000000000000000000000000000000000000000000
0000000000000000000000000000000000000000000000000000000
0000000000000000000000000000000000000000000000000000000
0000000000000000000000000000000000000000000000000000000
0000000000000000000000000000000000000000000000000000000
0000000000000000000000000000000000000000000000000000000
0000000000000000000000000000000000000000000000000000000
0000000000000000000000000000000000000000000000000000000
0000000000000000000000000000000000000000000000000000000
0000000000000000000000000000000000000000000000000000000
0000000000000000000000000000000000000000000000000000000
0000000000000000000000000000000000000000000000000000000

0000000000000000000000000000000000000000000000000000000
0000000000000000000000000000000000000000000000000000000
0000000000000000000000000000000000000000000000000000000
0000000000000000000000000000000000000000000000000000000
0000000000000000000000000000000000000000000000000000000
0000000000000000000000000000000000000000000000000000000
0000000000000000000000000000000000000000000000000000000
0000000000000000000000000000000000000000000000000000000
0000000000000000000000000000000000000000000000000000000
0000000000000000000000000000000000000000000000000000000
0000000000000000000000000000000000000000000000000000000
0000000000000000000000000000000000000000000000000000000
0000000000000000000000000000000000000000000000000000000
0000000000000000000000000000000000000000000000000000000
0000000000000000000000000000000000000000000000000000000
0000000000000000000000000000000000000000000000000000000
0000000000000000000000000000000000000000000000000000000
0000000000000000000000000000000000000000000000000000000
0000000000000000000000000000000000000000000000000000000
0000000000000000000000000000000000000000000000000000000
0000000000000000000000000000000000000000000000000000000
0000000000000000000000000000000000000000000000000000000
0000000000000000000000000000000000000000000000000000000
0000000000000000000000000000000000000000000000000000000
0000000000000000000000000000000000000000000000000000000
0000000000000000000000000000000000000000000000000000000
0000000000000000000000000000000000000000000000000000000
0000000000000000000000000000000000000000000000000000000
0000000000000000000000000000000000000000000000000000000
0000000000000000000000000000000000000000000000000000000
0000000000000000000000000000000000000000000000000000000

0000000000000000000000000000000000000000000000000000000
0000000000000000000000000000000000000000000000000000000
0000000000000000000000000000000000000000000000000000000
0000000000000000000000000000000000000000000000000000000
0000000000000000000000000000000000000000000000000000000
0000000000000000000000000000000000000000000000000000000
0000000000000000000000000000000000000000000000000000000
0000000000000000000000000000000000000000000000000000000
0000000000000000000000000000000000000000000000000000000
0000000000000000000000000000000000000000000000000000000
0000000000000000000000000000000000000000000000000000000
0000000000000000000000000000000000000000000000000000000
0000000000000000000000000000000000000000000000000000000
0000000000000000000000000000000000000000000000000000000
0000000000000000000000000000000000000000000000000000000
0000000000000000000000000000000000000000000000000000000
0000000000000000000000000000000000000000000000000000000
0000000000000000000000000000000000000000000000000000000
0000000000000000000000000000000000000000000000000000000
0000000000000000000000000000000000000000000000000000000
0000000000000000000000000000000000000000000000000000000
0000000000000000000000000000000000000000000000000000000
0000000000000000000000000000000000000000000000000000000
0000000000000000000000000000000000000000000000000000000
0000000000000000000000000000000000000000000000000000000
0000000000000000000000000000000000000000000000000000000
0000000000000000000000000000000000000000000000000000000
0000000000000000000000000000000000000000000000000000000
0000000000000000000000000000000000000000000000000000000
0000000000000000000000000000000000000000000000000000000
0000000000000000000000000000000000000000000000000000000

0000000000000000000000000000000000000000000000000000000
0000000000000000000000000000000000000000000000000000000
0000000000000000000000000000000000000000000000000000000
0000000000000000000000000000000000000000000000000000000
0000000000000000000000000000000000000000000000000000000
0000000000000000000000000000000000000000000000000000000
0000000000000000000000000000000000000000000000000000000
0000000000000000000000000000000000000000000000000000000
0000000000000000000000000000000000000000000000000000000
0000000000000000000000000000000000000000000000000000000
0000000000000000000000000000000000000000000000000000000
0000000000000000000000000000000000000000000000000000000
0000000000000000000000000000000000000000000000000000000
0000000000000000000000000000000000000000000000000000000
0000000000000000000000000000000000000000000000000000000
0000000000000000000000000000000000000000000000000000000
0000000000000000000000000000000000000000000000000000000
0000000000000000000000000000000000000000000000000000000
0000000000000000000000000000000000000000000000000000000
0000000000000000000000000000000000000000000000000000000
0000000000000000000000000000000000000000000000000000000
0000000000000000000000000000000000000000000000000000000
0000000000000000000000000000000000000000000000000000000
0000000000000000000000000000000000000000000000000000000
0000000000000000000000000000000000000000000000000000000
0000000000000000000000000000000000000000000000000000000
0000000000000000000000000000000000000000000000000000000
0000000000000000000000000000000000000000000000000000000
0000000000000000000000000000000000000000000000000000000
0000000000000000000000000000000000000000000000000000000
0000000000000000000000000000000000000000000000000000000

0000000000000000000000000000000000000000000000000000000
0000000000000000000000000000000000000000000000000000000
0000000000000000000000000000000000000000000000000000000
0000000000000000000000000000000000000000000000000000000
0000000000000000000000000000000000000000000000000000000
0000000000000000000000000000000000000000000000000000000
0000000000000000000000000000000000000000000000000000000
0000000000000000000000000000000000000000000000000000000
0000000000000000000000000000000000000000000000000000000
0000000000000000000000000000000000000000000000000000000
0000000000000000000000000000000000000000000000000000000
0000000000000000000000000000000000000000000000000000000
0000000000000000000000000000000000000000000000000000000
0000000000000000000000000000000000000000000000000000000
0000000000000000000000000000000000000000000000000000000
0000000000000000000000000000000000000000000000000000000
0000000000000000000000000000000000000000000000000000000
0000000000000000000000000000000000000000000000000000000
0000000000000000000000000000000000000000000000000000000
0000000000000000000000000000000000000000000000000000000
0000000000000000000000000000000000000000000000000000000
0000000000000000000000000000000000000000000000000000000
0000000000000000000000000000000000000000000000000000000
0000000000000000000000000000000000000000000000000000000
0000000000000000000000000000000000000000000000000000000
0000000000000000000000000000000000000000000000000000000
0000000000000000000000000000000000000000000000000000000
0000000000000000000000000000000000000000000000000000000
0000000000000000000000000000000000000000000000000000000
0000000000000000000000000000000000000000000000000000000
0000000000000000000000000000000000000000000000000000000

00000000000000000000000000000000000000000000000000000
00000000000000000000000000000000000000000000000000000
00000000000000000000000000000000000000000000000000000
00000000000000000000000000000000000000000000000000000
00000000000000000000000000000000000000000000000000000
00000000000000000000000000000000000000000000000000000
00000000000000000000000000000000000000000000000000000
00000000000000000000000000000000000000000000000000000
00000000000000000000000000000000000000000000000000000
00000000000000000000000000000000000000000000000000000
00000000000000000000000000000000000000000000000000000
00000000000000000000000000000000000000000000000000000
00000000000000000000000000000000000000000000000000000
00000000000000000000000000000000000000000000000000000
00000000000000000000000000000000000000000000000000000
00000000000000000000000000000000000000000000000000000
00000000000000000000000000000000000000000000000000000
00000000000000000000000000000000000000000000000000000
00000000000000000000000000000000000000000000000000000
00000000000000000000000000000000000000000000000000000
00000000000000000000000000000000000000000000000000000
00000000000000000000000000000000000000000000000000000
00000000000000000000000000000000000000000000000000000
00000000000000000000000000000000000000000000000000000
00000000000000000000000000000000000000000000000000000
00000000000000000000000000000000000000000000000000000
00000000000000000000000000000000000000000000000000000
00000000000000000000000000000000000000000000000000000
00000000000000000000000000000000000000000000000000000
00000000000000000000000000000000000000000000000000000
00000000000000000000000000000000000000000000000000000

0000000000000000000000000000000000000000000000000000000
0000000000000000000000000000000000000000000000000000000
0000000000000000000000000000000000000000000000000000000
0000000000000000000000000000000000000000000000000000000
0000000000000000000000000000000000000000000000000000000
0000000000000000000000000000000000000000000000000000000
0000000000000000000000000000000000000000000000000000000
0000000000000000000000000000000000000000000000000000000
0000000000000000000000000000000000000000000000000000000
0000000000000000000000000000000000000000000000000000000
0000000000000000000000000000000000000000000000000000000
0000000000000000000000000000000000000000000000000000000
0000000000000000000000000000000000000000000000000000000
0000000000000000000000000000000000000000000000000000000
0000000000000000000000000000000000000000000000000000000
0000000000000000000000000000000000000000000000000000000
0000000000000000000000000000000000000000000000000000000
0000000000000000000000000000000000000000000000000000000
0000000000000000000000000000000000000000000000000000000
0000000000000000000000000000000000000000000000000000000
0000000000000000000000000000000000000000000000000000000
0000000000000000000000000000000000000000000000000000000
0000000000000000000000000000000000000000000000000000000
0000000000000000000000000000000000000000000000000000000
0000000000000000000000000000000000000000000000000000000
0000000000000000000000000000000000000000000000000000000
0000000000000000000000000000000000000000000000000000000
0000000000000000000000000000000000000000000000000000000
00000000000000000000000000000000000

Puede parecer una exageración, pero quiero que entiendas lo especial y único que eres por el simple hecho de nacer. Tenías todas las probabilidades en tu contra, y aun así, ¡lo hiciste!

Pero espera, el esperma correcto tuvo que encontrar el óvulo correcto en cada uno de tus ancestros. La probabilidad de que esto suceda es:

1/ 10 elevado a la 2.640.000

O sea, un cuatrillón multiplicado por otro cuatrillón por cada generación tuya...

¡Y estás aquí!

Y si combinamos todo lo que hemos dicho, nos da que la probabilidad de que tú existas es de:

1/ 10 elevado a 2.685.000

Esto equivale a que 2 millones de personas se juntaron en un lugar, arrojaron un dado con 1 trillón de caras y cada uno de ellos obtuviera el mismo número de 12 dígitos.

Eso es algo imposible, la probabilidad es cero.

¡Eres un milagro!

Por eso tu vida no es una casualidad. Tú estás aquí por una causa. No estás aquí por algo, estás aquí para algo. Que tu vida sirva para hacer de este mundo un lugar mejor.

Y al final de tus días no serás recordado por lo que obtuviste, sino por lo que diste.

Por eso y por mucho más, ama el canal.

Ama tu cuerpo.

Ama tus células.

Ámate a ti.

Te lo mereces.

Y piensa que todo lo que te sucede es por un bien mayor. Nada de lo que te ocurre sorprende a ese Universo que te creó. Si quitara esas cosas que te incomodan, entonces te quitaría también las bendiciones que las acompañan.

No creas que no puedes superar cualquier adversidad, tú sí puedes, ¡y lo harás!

Mi vida cambió cuando eliminé de mi vocabulario la palabra "imposible".

Cuando Pedro pescador había estado todo el día pescando, pero no había logrado nada, lo intentó una y otra vez, hora tras hora. Nada. Estaban pescando con redes grandes y nada. Llegaron con las manos vacías.

A la mañana siguiente, después de una noche larga que terminó con las manos vacías, conforme llegaron a la playa vieron a Jesús. Él les preguntó si le prestarían su barca para elevarse un poco y enseñar a la gente.

Después de aquello, cuando Jesús terminó, le dijo a Pedro algo irracional. Le dijo que cogiera su barca, fuera al mar y lanzara su red, que iba a pescar muchos peces.

Puedes imaginar a Pedro pensando que eso era una broma. Eran expertos, habían estado toda la noche pescando y nada. Además ya era de mañana y los peces van a lo profundo para apartarse de la luz.

Su mente le decía que no lo hiciera, que aquello era una pérdida de tiempo. Si Pedro hubiera visto esto de forma racional, se hubiera echado para atrás y no hubiera salido a pescar.

En lugar de eso, Pedro hizo algo que todos debemos hacer, si queremos ver el milagro cumplirse. Él le dijo a Jesús que habían estado pescando toda la noche y que no habían conseguido nada, pero que aun así, por su palabra, lo intentarían de nuevo.

Pedro sabía que no era posible, sus probabilidades estaban en contra, pero decidió que, aun así, debido a lo que Jesús decía, iba a hacerlo. Volvió al mar otra vez, lanzó sus redes, y atrapó tantos peces que se le empezaron a romper.

Tantas personas pensando en lo imposible, negociando con su mente y sus circunstancias, pero el Universo busca a personas como Pedro. Personas que saben que tienen todo en contra, pero ellos deciden de todas maneras hacerlo.

Y fíjate que no digo intentarlo, digo hacerlo. Porque hay una gran diferencia...

Quizás no tenga sentido para tu lógica, por lo natural se vería imposible, pero ¿acaso el Universo que te creó no es algo sobrenatural? No importan los intentos del pasado, importa tu actitud de hoy.

Si no aprendes a ser una persona imparable, que no se detenga en el obstáculo gigante o el oponente fuerte, nunca verás el favor del Universo bendiciendo tu vida.

Estás exactamente donde debes estar. El Universo no hubiera puesto el sueño en tu corazón, ese anhelo que te susurra LA VOZ DE TU ALMA, si no tuviera ya una manera de que se pudiera lograr.

Tu actitud debería ser:

QUIZÁS MI OBSTÁCULO SEA GRANDE, PERO AUN ASÍ, EL PODER QUE CREÓ EL UNIVERSO ES MÁS GRANDE, Y ESE PODER ESTÁ EN MI ALMA, POR LO TANTO, ESTÁ EN MÍ.

Lo que el Universo puso en tu corazón, lo va a terminar.

Cuando David se enfrentó a Goliat, duplicaba su tamaño. No tenía nada, solo una onda y unas cuantas piedras. Su gigante era enorme, pero su Fe lo era más.

David no se detuvo antes los hechos, de ser así, se hubiera rendido ante la evidencia.

No importan los hechos, lo aprendí durante mi diagnóstico a los 14 años. Mi diagnóstico era síndrome de fatiga crónica y fibromialgia. Pero luego vino el pronóstico.

Me dijeron:

Esto es autoinmune y degenerativo. Es tu propio cuerpo contra ti y vas a ir a peor. No podrás volver a nadar nunca más, estarás cada día peor.

¿Sabes qué?

Dije:

Muy bien, este es mi diagnóstico, pero el pronóstico lo pongo yo. Y es el siguiente:

ESTE DOLOR NO VA A DETENERME, ¡VA A PROMOVERME!

VOY A UTILIZAR MI SITUACIÓN PARA SER UNA INSPIRACIÓN.

LAS PERSONAS VAN A VER QUE NADIE PUEDE ETIQUETARTE A MENOS QUE TÚ SE LO PERMITAS, Y QUE DETRÁS DEL DESAFÍO ESTÁ LA BENDICIÓN.

VOY A DEMOSTRAR AL MUNDO QUE, EN REALIDAD, ES TODO LO CONTRARIO. CADA DÍA ESTARÉ MEJOR, MEJOR Y MEJOR.

MUCHO MEJOR QUE INCLUSO ANTES DEL DIAGNÓSTICO.

LA PRUEBA DE TODO ESO SERÁ MI MEDALLA, Y EL MUNDO CONOCERÁ LA VERDAD.

ESTA ENFERMEDAD ME LLEVA CAMINO A MI BENDICIÓN, Y TODOS VOSOTROS LO VERÉIS.

PROMETO QUE CUANDO SALGA DE ESTA, ENSEÑARÉ AL MUNDO CÓMO LO HICE. CONSAGRARÉ MI VIDA A DEMOSTRAR QUE NO HAY OTRO PODER QUE EL DE LA VOLUNTAD DEL ALMA.

Tienes que creer que lo mejor está por llegar, independientemente de las circunstancias. En la superficie parece que eso nunca sucederá, pero debes creer que en lo profundo todo lo mejor se está gestando para ti.

Muchas veces nosotros mismos nos ponemos las trabas. No digas lo que no quieres experimentar, hay un milagro en tu boca, si utilizas el verbo para crear la situación, no para describirla.

**NO TE ESTÁS ENGAÑANDO,
TE ESTÁS REPROGRAMANDO.**

Muchas veces me dicen:

-Lain, ese no soy yo. Yo no soy eso, siento que me engaño.

Y siempre les contesto:

-No tienes que encontrarte a ti mismo, tienes que crearte a ti mismo.

No importa quién te dijeron que eras en el pasado. Como dijo

Jesús en la cruz:

PERDÓNALES, PADRE,
QUE NO SABEN LO QUE HACEN

Ellos no saben quién eres, Dios sí lo sabe.

Cuando los israelitas llegaron a la Tierra Prometida, aun después de ver los milagros como cuando se abrió el mar Muerto o se les alimentó con maná en medio del desierto, no tenían Fe.

Mandaron a 12 de ellos de espías y 10 de ellos regresaron diciendo que era imposible entrar, que no tenían ninguna posibilidad. Había gigantes enormes y ellos se veían como langostas.

Se estaban quedando en los hechos, lo vieron solo lógicamente, de forma realista, y ese grupo de dos millones nunca lograron entrar en la Tierra Prometida.

Solo que hubieran eliminado la palabra imposible, el mismo Dios que abrió las aguas hubiera hecho su parte. Pero en lugar de eso, vagaron 40 años en el desierto.

Hay que hacer esos ACTOS DE FE.

Hace unos años, cuando estaba estudiando en una de las universidades más prestigiosas de España, pudiendo pagarla gracias a una beca deportiva, iba caminando con un amigo por el vecindario de la urbanización privada.

Estábamos asombrados por lo bonitas y grandes que eran aquellas casas. Todas ellas tenían piscina propia, césped, árboles y una vivienda de dos o tres pisos.

Mi amigo provenía de una familia humilde, y nos mirábamos aquello con admiración y cierta resignación, hasta que yo dije:

-Algún día viviré en una casa así.

Y añadí:

-Y aún mejor, porque mi casa estará mirando al mar.

Pasaron 6 años hasta que vi ese sueño cumplido, aunque en ese momento parecía imposible, pero eliminé esa palabra de mi mente y me acordé de Pedro yendo a pescar en contra de las probabilidades, la lógica o la razón.

No fui como esos israelitas que vieron los gigantes y pensaron que era imposible. Simplemente no me concentré en los gigantes, sino como David, me concentré en mis sueños con Fe.

Observa el DIAGNÓSITCO
pero no aceptes el PRONÓSTICO.

Lo que esté pasando es un hecho, pero no es definitivo a menos que tú lo permitas. Hay un diagnóstico, pero di que aun así lo lograrás. Pedro regresó al mismo lugar donde antes no había peces, pero pescó más que nunca.

Así como pasó con Pedro, el Universo también tiene milagros esperando por ti en el mismo lugar donde antes no había nada. Solo porque tus peces no estén allí la primera vez, no significa que no estén en la siguiente.

Debes rendirte a un poder superior almacenado en tu alma como regalo del creador.

La gente cree que rendirse significa agachar la cabeza, subir los hombros y hacer un gesto de abandono. Y no tiene nada que ver con eso.

Rendirse significa alzar la cabeza, sacar pecho hacia fuera, abrir los brazos al Universo y saber que si tú haces tu parte él hará la suya.

No crees falsos dioses en tu mente, no existe otro poder que el que creó todo esto, y tú tienes ese poder en tu interior. Utilízalo sabiamente guiándolo a través de tus pensamientos.

El ser humano tiene problemas porque todavía no ha entendido que todas sus circunstancias, incluido su cuerpo, las ha creado él PENSAMIENTO A PENSAMIENTO.

Si adquieres la capacidad de "orar sin cesar" en pensamientos de lo que sí quieres, y no en los que no quieres, verás como paulatinamente el reflejo del mundo va cambiando a tu favor.

Se va a volver más brillante, cristalino, claro, transparente, con los colores más vivos. El mundo volverá a tener hermosas melodías y volverás a sentir que el mundo sale a tu encuentro y cuida de ti, como cuando eras niño.

Tienes a un Universo entero esperando tus órdenes para que tu alma las cumpla con ayuda del campo cuántico, que está todo conectado.

No hay más poder que el que emana de tu interior.

No hace falta ni que creas en él, solo que lo utilices a tu favor.

¡SIEMBRA SEMILLAS DE BENDICIÓN!

Es hora de sembrar semillas en los corazones de la gente que te rodea. Repasa lo que has leído hasta ahora y piensa con quién podrías compartir alguna frase, texto o parte del libro.

Incluso si lo deseas, puedes hacerle una foto a alguna parte del libro y publicarla en Facebook, Twitter o Instagram para compartirlo con tus amigos.

¡Y ahora es tiempo de DECLARACIONES!

Ponte la mano en el corazón, y repite conmigo en voz alta y con intensidad emocional:

YO SOY LÍDER, NO SEGUIDOR
ESCUCHO LA VOZ DE MI ALMA
POR MUCHOS NO DE MI PASADO,
HAY UN GRAN SÍ EN MI FUTURO
NO VENGAS A HABLARME DE DERROTA Y DE FRACASO,
¡YO HABLO DE VICTORIA, FE Y ESPERANZA!
NO IMPORTA DE DÓNDE VENGO, IMPORTA DÓNDE VOY
Y EN MI VIDA SE ABREN PUERTAS DE BENDICIÓN
PORQUE ¡YO SOY IMPARABLE!

¡BIEN HECHO!

Sigamos...

TU CUERPO SABE QUÉ HACER

Tu cuerpo sabe cómo sanarse, sabe lo que tiene que hacer, siempre y cuando le des lo que necesita para hacerlo.

Si te cortas no tienes que decirle "sánate", ¿verdad? Pues en cualquier enfermedad, incluida la falta de energía y vitalidad, tu cuerpo sabe qué hacer y no necesitas decírselo, solo necesitas dejárselo hacer.

Si haces lo que te diré, en menos de 3 meses puedes revitalizar tu cuerpo por completo.

¿Te gustaría que eso pasara?

Di SÍ.

No, no. No lo leas. Dilo.

Di SÍ.

Ya te he explicado el poder de la ACCIÓN, pero quiero que veas que si no te entrenas en hacerlo, sigues usando el patrón antiguo. Por eso no dijiste en voz alta "SÍ" y solo lo leíste.

Quiero regalarte una nueva visión y un nuevo mundo para ti lleno de energía y vitalidad, pero para eso necesito que tu pasado muera y tu futuro nazca en forma sensacional y maravillosa.

En el pasado lo hubieras leído y ya, pero ahora vas a decirlo con convicción, di SÍ.

Para recuperar la SALUD que te fue robada, y sí, lo fue, no por ti, sino por otras personas, es necesario utilizar el SENTIDO COMÚN y los RESULTADOS.

Si los pensamientos y emociones afectan a la bioquímica, esta también afecta a los pensamientos y emociones.

Si trabajamos en ambas direcciones, nuestras probabilidades de éxito se multiplican.

Aunque los pensamientos son la base, el 90%, la fisiología es la otra parte, el 10%.

Y como siempre os digo, si tú haces el 90% obtienes menos de lo que crees, pero si haces el 100%, obtienes al 101%.

El Universo superará tus expectativas.

Muchas veces me preguntan cuál es la diferencia entre hacer que las cosas pasen y dejar que las cosas pasen.

Esta es la respuesta, **tú tienes que hacer todos los días TODO lo que sea necesario, de tal forma que te vayas a dormir sabiendo que no podrías haber hecho más por conseguir tu objetivo**.

Y cuando todos los días hagas eso, luego te rindes a un poder superior y dejas que él haga el resto.

Como cuando Moisés liberó a los esclavos de Egipto. Él hizo todo lo que estaba en su mano, y cuando no pudo más, Dios abrió las aguas para ayudarle.

A ti te pasará lo mismo. Exactamente igual. Si Dios ve qué quieres, y lo dices de verdad, sabiendo que la mejor demostración de Fe es la acción masiva, entonces Él hará su parte contigo.

No lo creas, COMPRUÉBALO.

Un último apunte más antes de continuar. Quiero que sepas y entiendas que si todavía estás con vida es porque hay alguien en el planeta que necesita de tus dones: de tu amor, bondad, habilidad, etc.

No estás aquí por accidente, sino por propósito. Y si en algún momento te sientes mal, voy a darte una fórmula infalible para que lo soluciones:

VE A AYUDAR A OTROS QUE SE SIENTEN COMO TÚ

No pienses cómo, hazlo. Te prometo que te repondrás haciéndolo, y no solo eso, sino que el Universo te ensalzará y tus bendiciones se multiplicarán.

Vayamos pues a sentar unas bases sólidas para restaurar tu salud, energía y vitalidad imparable, no solo para estar bien, sino para tener una vida prometedora llena de magia y bendiciones.

¿Me acompañas?

LAS BASES

Antes de empezar quiero que entiendas que no voy a darte una clase de biología ni de fisiología. No vas a encontrar aquí explicaciones pesadas en un lenguaje técnico y aburrido.

Si necesitas eso para que tu mente racional acepte lo que voy a contarte, puedes ir a libros de medicina y fisiología donde lo encontrarás en ese idioma que tu mente necesita.

Por lo que a mí respecta, lo que me importan son los resultados, y no voy a perder ni un segundo en explicar las cosas de una manera complicada para que parezca que sé más sobre el tema.

Yo sé lo que me ha hecho tener más energía y vitalidad que nadie en este mundo, y si lo haces, tú también la tendrás.

Lo primero que tenemos que cambiar es nuestra FILOSOFÍA acerca de la SALUD. Y una de las primeras cosas que debes aprender es que:

**LA SALUD ES LA NORMALIDAD,
LA ENFERMEDAD ES LA ANOMALÍA.**

No es normal estar enfermo, y mucho menos de manera crónica. Esto incluye niveles bajos de vitalidad y poca energía. No es lo normal, y no es lo correcto.

Si esto ocurre estamos yendo en contra de lo normal, de la naturaleza.

¿Cuándo fue la última vez que revisaste tus creencias en torno a la salud?

Y por cierto, ¿qué es la salud?

Para la mayoría de las personas es la ausencia de enfermedad, pero eso es ya el punto límite.

Aquí va la creencia real que deberías tener:

SER SALUDABLE NO ES ESTAR AUSENTE DE ENFERMEDAD, ES TENER ENERGÍA Y VITALIDAD IMPARABLES

¿Has visto un niño sano?

No para quieto. Tiene energía a raudales. Eso es ser saludable.

¿Y un adulto? Cansado, fatigado, cabizbajo, con la moral por los suelos, agotado, desganado, ¿sigo?

¿A quién tú te quieres parecer?

¿Y de dónde viene esa energía?

Pues bien, una muy importante viene del Universo. Es la energía universal, el Qi, o Chi, Prana, o hay muchas maneras de llamarla. Esa energía entra y sale de tu cuerpo, tú eres el canal, siempre y cuando las vías estén limpias.

Cuando tus pensamientos son erróneos y hay estrés, los canales energéticos están cerrados, por eso más adelante te enseñaré a desatascarlos con algunos MOVIMIENTOS.

Otra parte de tu energía la generas tú en el interior. La generan tus células.

Muchas son las personas me preguntan que cómo lo hice para superar la enfermedad y obtener tanta energía y vitalidad. Pues bien, la primera parte ya te la he contado, pero esta segunda es igual de importante.

Piensa en esto:

LA CALIDAD DE TU VIDA
ES LA CALIDAD DE LA VIDA DE TU CUERPO

La energía interna proviene de las células y ¿qué necesitan las células para sobrevivir?

Necesitan tres cosas:

-Oxígeno.

-Agua.

-La habilidad para eliminar los residuos.

Todo lo que consumo lo asimilo o lo elimino, y las células también.

Quiero que entiendas que aumentar tu energía te ayudará a atraer mejores cosas a tu vida. Aumentas tu poder creador si tu canal, tu antena, está limpia y es de largo alcance.

El premio Nobel de medicina Alexis Carrel probó en un laboratorio que, si a unas células le das oxígeno, agua, y las ayudas a eliminar los residuos que les sobran, esas células pueden ser inmortales.

De hecho, hicieron ese experimento y 20 años después las células seguían vivas y no se habían deteriorado. Finalmente cerraron el experimento y determinaron que, efectivamente, en esas condiciones una célula no muere.

Y entonces, ¿qué mata a las células?

Una de las causas más importantes de destrucción celular es la falta de oxígeno. Otra es la distorsión en los campos eléctricos.

Bien, sigamos.

Si necesitan oxígeno, ¿quién se lo proporciona? La sangre. Entonces, para que la sangre fluya debemos estar bien hidratados y hacer ejercicio físico que ayude al corazón a moverla y distribuir mejor el oxígeno y los nutrientes a todas las células del cuerpo.

¿Y qué ayuda a eliminar los desechos? El sistema LINFÁTICO. De hecho, si estuviera 48 horas sin funcionar morirías.

Así que tenemos, por un lado, la sangre, que lleva el oxígeno y los nutrientes a las células, y por otro lado, la linfa, que elimina los desechos.

Para que las células estén vivas el río de la vida, la sangre, tiene que fluir. Si las células se pegan van más lentas y se mueren más rápido, eso es lo que ocurre con el envejecimiento.

¿Cuál es la verdadera causa de enfermedad?

La intoxicación, que ocurre por vías fisiológicas, pero sin duda es afectada por vías psicológicas. Porque recuerda que los pensamientos y las emociones afectan a la bioquímica.

La acumulación de toxinas en el sistema es la responsable de la enfermedad.

¿El organismo no se encarga de eliminar las toxinas?

Sí, pero todo tiene un límite.

Cuando tu energía es baja, el cuerpo deja de hacer ciertas cosas para darle prioridad a otras. Eso funciona un tiempo, pero finalmente todo el conjunto se acaba estropeando.

Lo primero que quita cuando la energía es baja es la eliminación de toxinas. La enfermedad, paradójicamente, es el intento del cuerpo por curarse, tratando de eliminar las toxinas. De ahí los mocos, el acné, etc.

LA ENFERMEDAD ES LA CURA

Y cuando tomas un medicamento para meter todo eso dentro otra vez, es la mayor locura del mundo.

Hay tres cosas que hacen que las toxinas se acumulen:

1. Si se ingiere más de lo que se puede eliminar.

2. Los aditivos químicos.

3. Una dieta demasiado ácida (no hay oxígeno y las bacterias anaeróbicas proliferan).

Aprende esto:

Lo que causa mi dolor
pocas veces es la fuente de mi dolor

Vayamos pues a generar las causas que generarán tu salud.

¿Cómo puedo hacer para que mis células se oxigenen, se llenen de agua y eliminen los desechos?

Pues esto, amigo mío, es lo que vamos a aprender en las siguientes páginas. Y prometo no engatusarte con demasiada información científica ni términos complicados, porque a mí sinceramente me aburren, y en lo que a ti respecta, me interesa que recuperes tu salud, energía y vitalidad, no que tengas un máster en conocimiento de cómo hacerlo y que finalmente no hagas nada.

Vamos al grano.

Fácil.

Sencillo.

Ahí van algunas pautas...

PAUTAS PARA UNA SALUD IMPARABLE

Como te dije, vamos al grano, para que sepas qué hacer y lo empieces cuanto antes.

Lo primero, **MUÉVETE**.

El movimiento es salud, dicen los japoneses. Tienen razón.

Las ventajas del movimiento son infinitas. Mueves la sangre al bombear más el corazón, y la sangre transporta OXÍGENO y NUTRIENTES a tus células.

Así que **al moverte tus células están más oxigenadas y más nutridas y, por tanto, están más vivas**.

Por otro lado, el movimiento, como por ejemplo caminar, moviliza todo el aparato digestivo, ayudando a eliminar las heces y la orina. Si eso no se elimina bien, las toxinas se acumulan en tu interior y pasan al torrente sanguíneo intoxicando todo el cuerpo.

Así que **el movimiento ayuda a eliminar deshechos**. No solo en las heces y orina, sino que el movimiento también provoca sudoración con la que se eliminan muchas toxinas y además, ayuda a eliminar mejor el dióxido de carbono a través del sistema pulmonar, que es el sobrante del oxígeno aprovechado por tus células.

El movimiento también activa el SISTEMA LINFÁTICO, que es el encargado de eliminar residuos más importante del organismo.

Todos los agentes patógenos que tu sistema inmune elimina van a parar al sistema linfático, que elimina por la linfa.

El sistema linfático no tiene bomba propia, como la sangre tiene el corazón, y la única forma de bombearlo es mediante el ejercicio, por la bomba muscular.

El movimiento del músculo hace de bomba para la linfa que elimina los deshechos. Recuerda que nos enfermamos por la acumulación de toxinas, y el MOVIMIENTO es la pieza clave para ello.

Más cosas del movimiento, no solo oxigena, sino que hacer ejercicios anaeróbicos y que requieran esfuerzo muscular, ayuda a estimular la hormona del crecimiento, que hace que se restauren todos los tejidos del cuerpo.

Si solo haces aeróbicos, como caminar, pero no estimulas con ejercicios de fuerza la vida metabólica, entonces tu cuerpo y células no crecen, y si no crecen, se deterioran hasta que mueren.

Es importante el estímulo, el cuerpo se mantiene vivo si tiene un motivo para hacerlo. Cuando te mueves el cuerpo tiene que moverse por dentro para adaptarse a tus necesidades y eso hace que se mantenga vivo.

Apunta esto, **dos tipos de ejercicios, AERÓBICOS y ANAERÓBICOS**, unos que estimulen el sistema cardiovascular y que llenen de oxígeno los tejidos, y otros que estimulen el sistema nervioso y muscular, para reparar los tejidos con la hormona del crecimiento.

Te lo estoy contando fácil, pero obviamente hay más procesos que intervienen.

Todas las semanas, **haz un día de ejercicios aeróbicos**, como caminar 30 minutos a un ritmo que te permita hablar con alguien, pero que al mismo tiempo haya un poco de dificultad al hablar.

¿Sabes una cosa? Para adelgazar es mejor caminar que correr. Cuando uno no está entrenado y corre, está utilizando la vía metabólica de los hidratos de carbono, porque su cuerpo necesita energía rápida para mantener ese nivel de esfuerzo.

Pero cuando caminamos, la energía se libera lentamente, entonces tu cuerpo va descomponiendo las grasas, que es más lento, y guarda la glucosa para una situación de emergencia.

Los días que no haces aeróbicos, haz anaeróbicos. Levanta pesas, no mucho, a tu ritmo, y te aconsejo que empieces con un entrenador personal que te guíe al principio para evitar lesiones. Esto estimulará tu hormona del crecimiento y con el tiempo, te verás más joven y fuerte.

Por otro lado, he observado que CUERPO, MENTE y ALMA trabajan en conjunto. ¿Sabes? **Fortalecer el cuerpo fortalece la mente y el alma**.

No me creas, COMPRUÉBALO.

Y todos los días, encuentra un momento para ESTIRAR los músculos. Puedes hacer yoga, o simplemente estiramientos. Después del ejercicio, siempre media hora de estiramientos.

Tener flexibilidad en el cuerpo te da flexibilidad mental. Esto no solo ayuda a ser más receptivo a las oportunidades, sino aprovechar mejor las oportunidades de crecimiento personal que nos brindan las adversidades, para que se conviertan en bendiciones.

Lo segundo, **RESPIRA**. Debido al ritmo de vida que tenemos nos hemos olvidado de respirar. Respira ahora profundamente y suéltalo. ¿Te sientes mejor?

Cuando respiras profundamente, activas el sistema parasimpático, que es lo contrario al sistema simpático, que segrega hormonas del estrés. Al respirar profundamente estimulamos el diafragma y este estimula el sistema vagal o parasimpático.

Estar más tiempo en ese sistema hace que vivamos más y con mayor calidad de vida.

Todos los días haz lo siguiente, tres veces al día.

Vamos a hacerlo ahora:

INHALA AIRE POR LA NARIZ CONTANDO HASTA TRES MIENTRAS INHALAS, DESPUÉS CUENTA HASTA NUEVE MIENTRAS RETIENES TODO EL AIRE DENTRO Y LUEGO SUELTA EL AIRE EN SEIS.

Esto es lo que pasa:

Mientras inhalas en tres segundos, llenas los pulmones de oxígeno, luego en nueve segundos dejas que ese oxígeno llegue a todas las células de tu cuerpo y cuando sueltas en seis segundos estás desechando todo lo que sobró de ese proceso.

Otra cosa que debes hacer, **BEBE**. Agua, no líquidos, zumos, etc. Tus células necesitan agua. Solo el agua sacia la sed. Bebe un vaso de agua cada hora, ponte la alarma en el teléfono.

Hazlo.

Si tienes opción, que uno de esos vasos sea de agua de mar. Tiene la misma composición que el plasma sanguíneo y cura numerosas enfermedades.

Busca información y te sorprenderás.

La **COMIDA**. Come poco.

COMER POCO ALARGA LA VIDA

Aquí va un truco, sustituye los platos grandes por los platos de postre. Esto hace un efecto psicológico y si lo acompañas con lo que voy a decirte a continuación, te prometo que no pasarás hambre.

Mastica 30 veces antes de tragar.

Y ¿por qué masticar tanto? Por la maravillosa saliva.

La saliva contiene sustancias antimicrobianas que debilitan a los microbios antes de entrar en nuestro organismo y así consiguen que pierdan parte de su patología, es decir, que no causen tantas enfermedades.

O sea, la saliva está involucrada en procesos del sistema inmunológico, y cuando no masticamos, nos perdemos ese proceso.

Pero además, la digestión empieza en la boca. Si ayudas al proceso descomponiendo con tus dientes y tu saliva los alimentos antes de que lleguen al estómago, este hará mejor sus funciones.

Esto no solo te ayudará a absorber mejor los nutrientes que necesitan tus células, sino también a eliminar los desechos que no necesita.

Y por otro lado te saciarás antes.

¿Sabías que los mecanismos del estómago para avisarte que ya has comido suficiente no se activan antes de los 20 minutos de haber empezado a comer?

Y en nuestra cultura, debido al estrés, no comemos, engullimos, y en los primeros 20 minutos hemos comido tanto, que ya es demasiado tarde. El estómago se va haciendo más grande y con el tiempo, la sensación de saciedad tarda demasiado en llegar porque tenemos el estómago muy grande.

Come contento.

La ALIMENTACIÓN es CONSCIENCIA y PRESENCIA (tanto al cocinarlo como al comerlo). Masticar, pensar bien, y hacer solo eso.

Voy a decirte algo importante que ya sabías:

TUS PENSAMIENTOS Y EMOCIONES AFECTAN A LA BIOQUÍMICA

Tú puedes transmutar la energía de cualquier alimento, aunque no sepas su procedencia, solamente cambiando tus pensamientos en el momento en que te los comes.

No quiero que creas esto, quiero que lo compruebes.

Si durante la comida, tu atención está en pensamientos positivos y agradables, comas lo que comas, te sentará bien. Tú transmutas la energía de lo que entra en contacto en ti.

Vibraciones superiores dominan a las inferiores, ¿recuerdas?

No bebas líquido media hora antes de comer y hasta dos horas y media después de comer.

Mantenerse bien hidratado ayuda a mejorar todas las funciones de los órganos internos, incluidos los responsables de la digestión.

Pero cuando tomamos agua y la mezclamos con las comidas, esta diluye los jugos digestivos y empeora la digestión.

Voy a darte un dato:

¿Sabías que una persona a lo largo de su vida puede llegar a acumular hasta 7 kilos de materia fecal en su intestino, que no puede ser eliminada porque su intestino está intoxicado?

7 kilos de materia fecal almacenada en tu intestino, y parte del problema es la intoxicación por la mala digestión.

Cuando los alimentos no se comen en las condiciones adecuadas, el cuerpo no puede digerirlos bien y van pasando por el aparato digestivo hasta llegar al intestino grueso.

Cuando este está tan saturado, segrega una pequeña capa para protegerse, que impide hacer sus funciones. Encima de esa capa se va acumulando la materia fecal.

Dicho de otra manera, el intestino grueso debería ser un desagüe, pero se convierte en un vertedero de acumulación.

¿Puedes imaginarte lo que hace en tu cuerpo 7 kilos de porquería? ¿Qué fuente de enfermedad es esa?

Pero además, entre el 60 y el 70% del agua se reabsorbe en el intestino grueso, que al estar tapado, no puede hacer esa función y nos lleva a la deshidratación.

Y con respecto a la hidratación, ya conoces que las células necesitan agua, oxígeno y eliminar los deshechos para poder vivir. Pues bien, cuando estamos deshidratados no solo afectamos a nuestras células, sino que les impedimos eliminar los desechos: sudoración, orina, heces, todo eso son mecanismos de deshecho que requieren agua, pero que al no tenerla, el cuerpo la utiliza para otras cosas más urgentes.

Esas cosas más urgentes mantienen el cuerpo vivo un tiempo más, porque las células necesitan agua, pero si no se eliminan los desechos, el cuerpo se intoxica, y esta es la mayor causa de enfermedad.

Bebe líquidos durante todo el día. Yo recomiendo un vaso de agua cada hora. Puedes ponerte la alarma en el teléfono para que no se te olvide hasta que cojas el hábito.

Siempre que puedas, disocia los hidratos de las proteínas. Separa la pasta de la carne. Una cosa por la mañana y otra por la noche.

Esto es porque los mecanismos que digieren las proteínas son antagónicos e inhiben a los que digieren los hidratos. Y al hacer la mala combinación, uno elimina al otro y no se digiere, pasando al intestino grueso en estado de descomposición.

Y hablando de esto, LA FRUTA y VERDURA siempre antes de la carne. Los vegetales se digieren en el intestino delgado, pero antes deben pasar por el estómago.

Si los comemos con otras sustancias que se digieren en el estómago como la carne, esas verduras o frutas llegan al intestino delgado sin digerir y en estado de descomposición.

Siempre que puedas, ve al verde. Ve a lo alcalino.

En la Biblia, Éxodo 16, 19-24 se dice:

"Entonces Moisés les dijo:

'No guarden nada para el día siguiente'.»

Sin embargo, algunos no hicieron caso y guardaron un poco hasta la mañana siguiente; pero para entonces se había llenado de gusanos y apestaba, y Moisés se enojó mucho con ellos.

Después de este incidente, cada familia recogía el alimento cada mañana, conforme a su necesidad. Cuando el sol calentaba, los copos que no se habían recogido se derretían y desaparecían.

El sexto día recogían el doble de lo habitual, es decir, cuatro litros por persona en lugar de dos. Entonces todos los líderes de la comunidad se dirigieron a Moisés en busca de una explicación.

Él les dijo:

> "Esto es lo que el Señor ha ordenado: 'Mañana será un día de descanso absoluto, un día sagrado de descanso, reservado para el Señor. Así que horneen o hiervan hoy todo lo que necesiten y guarden para mañana lo que les sobre'".

Entonces ellos dejaron un poco aparte para el día siguiente, tal como Moisés había ordenado. Al otro día la comida sobrante estaba buena y saludable, sin gusanos ni mal olor.

Así que Moisés dijo:

> "Coman este alimento hoy, porque es el día de descanso, dedicado al Señor. Hoy no habrá alimento en el campo para recoger. Durante seis días se les permite recoger alimento, pero el séptimo día es el día de descanso; ese día no habrá alimento en el campo".

Obviamente era una recomendación para comer alimento fresco, del día. Qué gran diferencia con todos estos alimentos enlatados que hoy encontramos en los supermercados, totalmente desprovistos de vida.

Hace un tiempo, durante uno de mis eventos, un hombre llamado Denis, con casi 90 años, me sorprendió con su tremenda vitalidad y energía.

Era el dueño del lugar y no paraba de preguntarme que cuándo haríamos la pausa para comer. Era muy insistente.

¿Sabes por qué lo era?

Quería que nos comiéramos los alimentos vivos. Quería que no hubiera pasado más de media hora desde que cortaba las verduras y hortalizas de la huerta hasta que nos los lleváramos a la boca.

Esa tarde, hubo más energía en el evento de la que he podido recordar en los últimos 10 años.

Amado lector, te prometí que era fácil. Eso es todo. No hay más. Es tan sencillo como esto y solo puede impedir que te beneficies de ellos el que no empieces ya.

Planifica en qué momentos de tu día vas a visualizar, en qué momentos vas a hacer deporte, en qué momentos comerás y cómo lo harás para acordarte de todo lo que te he dicho.

Y recuerda, ten un PROPÓSITO, la gente se enferma por pérdida de ilusión y ganas de vivir porque les falta un motivo.

Si estás vivo hay un motivo para ello. Alguien te necesita, puedes hacer el bien aún. Hazlo.

Sigue estas pautas y te prometo que tu salud se transformará.

¡SIEMBRA SEMILLAS DE BENDICIÓN!

Es hora de sembrar semillas en los corazones de la gente que te rodea. Repasa lo que has leído hasta ahora y piensa con quién podrías compartir alguna frase, texto o parte del libro.

Incluso si lo deseas, puedes hacerle una foto a alguna parte del libro y publicarla en Facebook, Twitter o Instagram para compartirlo con tus amigos.

¡Y ahora es tiempo de DECLARACIONES!

Ponte la mano en el corazón, y repite conmigo en voz alta y con intensidad emocional:

YO SOY LÍDER, NO SEGUIDOR
ESCUCHO LA VOZ DE MI ALMA
POR MUCHOS NO DE MI PASADO,
HAY UN GRAN SÍ EN MI FUTURO
NO VENGAS A HABLARME DE DERROTA Y DE FRACASO,
¡YO HABLO DE VICTORIA, FE Y ESPERANZA!
NO IMPORTA DE DÓNDE VENGO, IMPORTA DÓNDE VOY
Y EN MI VIDA SE ABREN PUERTAS DE BENDICIÓN
PORQUE ¡YO SOY IMPARABLE!

¡BIEN HECHO!

Sigamos...

MENSAJE PARA TI

En la Biblia, Juan 14, 12-14, se dice:

"De cierto, de cierto os digo: El que en mí cree, las obras que yo hago, él las hará también; y aun mayores hará, porque yo voy al Padre.

Y todo lo que pidiereis al Padre en mi nombre, lo haré, para que el Padre sea glorificado en el Hijo.

Si algo pidiereis en mi nombre, yo lo haré".

Esto significa que el que cree lo suficiente como para utilizar este poder, también podrá transformar su vida, como hizo Jesús y muchos otros en la historia de la humanidad.

Como el ALMA es la individualización de la fuente creadora en nosotros, todo lo que pidamos a través de esa energía, mediante la atención dirigida de nuestros pensamientos en un Estado Receptivo del Alma, la energía de la que proviene lo creará.

Cuando eso ocurre, esa energía se realiza a través de nosotros. Por eso, pedir en su nombre es pedirle al ALMA, no a la mente, y se hace mediante el CORAZÓN, no el cerebro.

Debes darte cuenta, comprender y aceptar en tu mente lo que

tu alma ya sabe. Este libro no ha llegado a ti por casualidad, sino por causalidad.

Si esa fuente creadora que ha creado el universo entero ha traído estas páginas a tu vida, es porque contienen lo que necesitas para obtener lo que deseas.

Y si ha llegado a ti, es también porque ya estás preparado para aceptar estas verdades a tu vida y utilizarlas para obtener el resultado que deseas.

No hay error ni equivocación en que esto haya llegado a ti.

Utilízalo sabiamente...

Tu amigo que te ama.

LAIN.

BENDECIDOS PARA BENDECIR

"El SECRETO para la vida es DAR
y el PROPÓSITO definitivo es la CONTRIBUCIÓN".

LAIN GARCÍA CALVO

Querido lector, una vez más quiero agradecerte profundamente el hecho de que hayas llegado hasta aquí, porque significa que realmente estás comprometido con tu cambio y tu transformación personal, pero también intuyo que vas a ser una persona que repartirá muchas bendiciones a quienes tienes alrededor.

Siento que en toda familia, en todo grupo de amigos, en toda comunidad, el Universo manda a alguien para romper la maldición pasada y abrir nuevas puertas de bendición en la vida de esas personas.

Si estás en estas páginas, es seguro que esa persona eres tú. Esa persona especial, que en algunos casos fue señalada como "rara", pero tremendamente intuitiva y "diferente", que hará que, con su ejemplo y su transformación, otras personas aprendan a dejar de ser víctimas de sus circunstancias y ayudarles a crearlas.

Esto se resume en una palabra:

ERES LÍDER

Lo que significa que, lo creas o no, vas delante, en niveles de conciencia y en muchas otras cosas. Hace un tiempo aprendí algo:

LOS LÍDERES VAN PRIMERO

Y desde que comencé a trabajar en mi propósito de vida, no he dejado de pensar en que todo esto no se trata solo de mí, se trata de nosotros.

Como ya aprendiste, el Campo es uno, todos somos uno, y cuando una parte del TODO evoluciona, ayuda al resto a evolucionar. Es por eso que durante la lectura del libro te propuse sembrar semillas de bendición (ojalá lo hayas hecho, porque por CAUSA-EFECTO recibirás grandes bendiciones del Universo), pero ahora vamos a ir un paso más allá.

Comencé con una idea:

QUIERO DEJAR UN MUNDO MEJOR
PORQUE YO ESTUVE EN ÉL

Por eso escribo libros, quiero transmitir al mundo lo que a mí me ha ayudado, y si te ha ayudado a ti también, ¿me ayudarás a compartirlo?

Puedes hacer EMBAJADOR del libro y colaborar con mis proyectos en mi fundación BENDECIDOS PARA BENDECIR.

¿EN QUÉ CONSISTE SER EMBAJADOR?

Déjame explicártelo, porque esta es la parte más maravillosa del proyecto...

Desde que empecé a hacer eventos y a escribir libros, he donado el 10% de la abundancia que recibía. Al principio no era mucha, pero lo importante es empezar y crear el hábito.

Sorprendentemente, cuando empiezas con poco, el mero hecho de empezar hace que termines con mucho.

Donaba el 10% y lo hacía anónimamente, porque Jesús decía que había que hacerlo así. Pero luego me di cuenta de que cada vez tenía a más y más y más personas siguiendo mis libros, mis eventos y tenía la obligación moral de mostrárselo, para que vieran que era algo real.

"Solo aquellos que aprendieron el poder de la contribución honesta y sincera conocen la mayor experiencia que cualquier ser humano pueda tener en su vida: la verdadera autorrealización".

LAIN GARCÍA CALVO

No leo, me entretengo y luego no hago nada. Yo soy de los que leo, practico, pruebo una y otra vez, hasta que obtengo lo que quiero. Y siempre leí lo del diezmo, lo de donar, y en la Biblia hay un pasaje en Hebreos que se llama BENDECIDOS PARA BENDECIR, así que un día me dije que así se llamaría mi fundación.

Puedes ver más en:

www.bendecidosparabendecir.org

Como en todo, piensas en grande y comienzas en pequeño. Así que donaba pequeñas cantidades de dinero; donaba conocimiento, donaba libros que me habían ayudado; donaba tiempo, etc.

¡EL SECRETO DE LA VIDA ES DAR! Así que mientras iba prosperando y siendo bendecido, ayudaba a prosperar y a bendecir a otros, no solamente donando dinero, sino ayudándoles a cambiar su mentalidad a través de los libros, que ya sabes que en la mente empieza y termina todo.

"Al final de tu vida, no serás recordado por lo que obtuviste, sino por lo que diste; por cómo mejoraste la vida de aquellos que te rodean. Ese es el mejor legado que podrás dejar.

Pero no puedes dar lo que no tienes, por lo tanto, crea abundancia, sé un bendecido, y luego reparte bendiciones a millones.

¡Construye una vida para que esto se pueda dar!"

LAIN GARCÍA CALVO

Y esta es tu parte, querido lector,

si te ha gustado este libro y crees que podría ayudar a otros, puedes hacerte embajador, lo que significa que donarás libros a las personas que lo necesiten.

Al hacerlo, bendecirás a otros de dos maneras:

1. Con la lectura de este libro, que les ayudará a comprender y aplicar sus principios para cambiar sus vidas.
2. Al comprar los libros, se donará una parte de los beneficios al proyecto BENDECIDOS PARA BENDECIR (el 10% de los beneficios serán donados a diversas causas que puedes ver en la web www.bendecidosparabendecir.org).

¿CÓMO HACERTE EMBAJADOR?

¡Es muy fácil!

Solo tienes que pensar en 8 personas a las que les iría bien esta lectura, y hacerles un regalo inesperado.

Si no puedes adquirir 8 libros de golpe, puedes empezar por uno, dos o tres... los que tú consideres, el caso siempre es empezar.

Conforme vayas donando libros, irás rellenado estos recuadros:

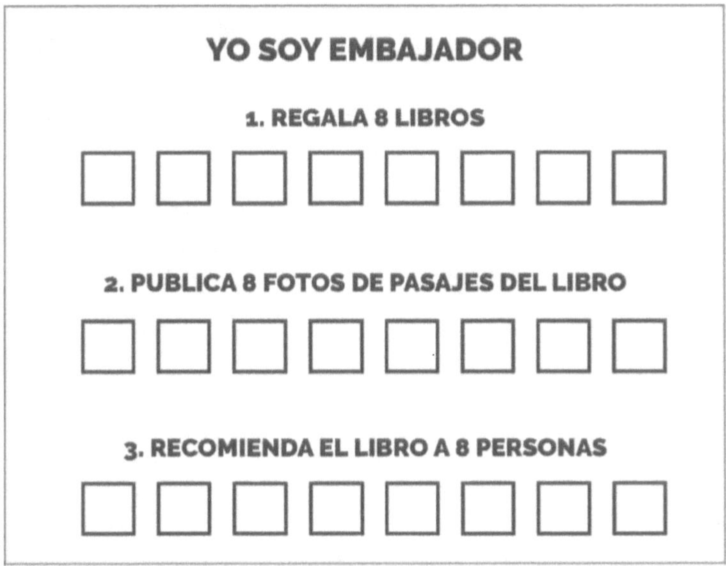
YO SOY EMBAJADOR
1. REGALA 8 LIBROS
2. PUBLICA 8 FOTOS DE PASAJES DEL LIBRO
3. RECOMIENDA EL LIBRO A 8 PERSONAS

¿Y luego?

Envíame una foto tuya con el libro (al correo laingarciacalvo@gmail.com) y los recuadros tachados porque, si lo deseas (no es obligatorio y simplemente puedes regalar los libros y hacerlo anónimamente), aparecerás en la web de BENDECIDOS PARA BENDECIR como embajador y las personas sabrán que TÚ también fuiste parte del cambio.

¡Ayúdame a ayudar a más gente!

Sin más, te deseo muchas bendiciones, abundancia y éxitos.

Nos vemos pronto.

Un abrazo enorme.

Lain.

¿QUÉ HACER AHORA?

Continúa la lectura de **la saga de LA VOZ DE TU ALMA**

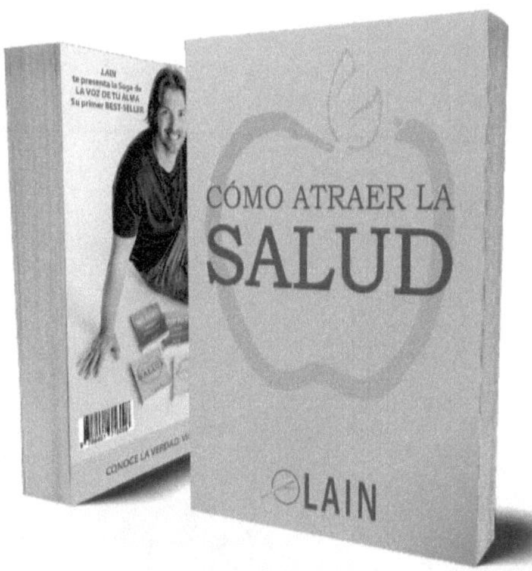

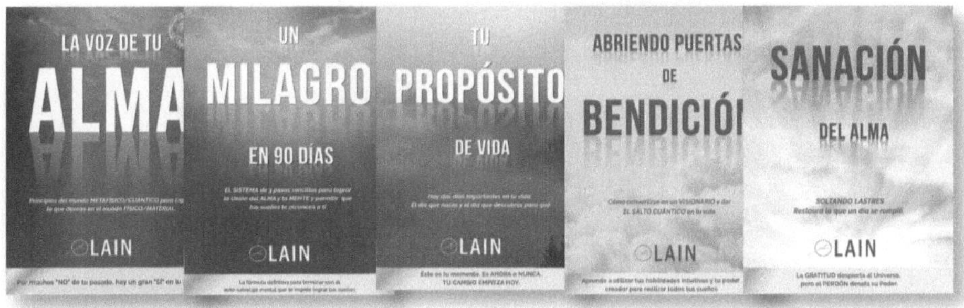

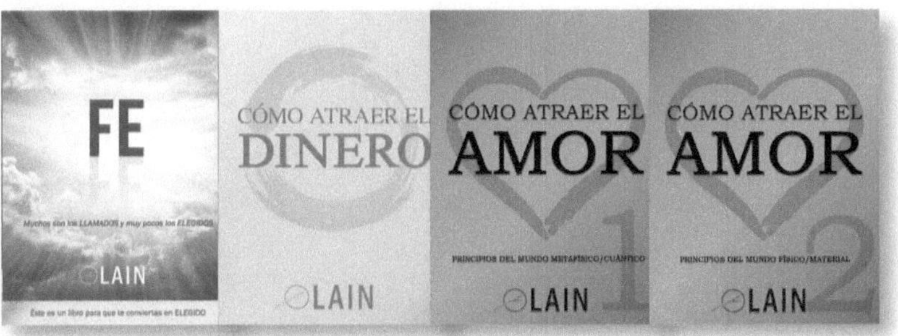

Entra en la web www.laingarciacalvo.com y continúa tu aprendizaje.

¿ERES EMPRENDEDOR?

Tengo un RETO para ti... Lee **la saga de ¡VUÉLVETE MILLONARIO!**

Aprende las herramientas, estrategias y habilidades de los mentores millonarios, para ganar TU PRIMER MILLÓN de dólares/euros, en menos de cinco años, haciendo lo que amas y ayudando a los demás.

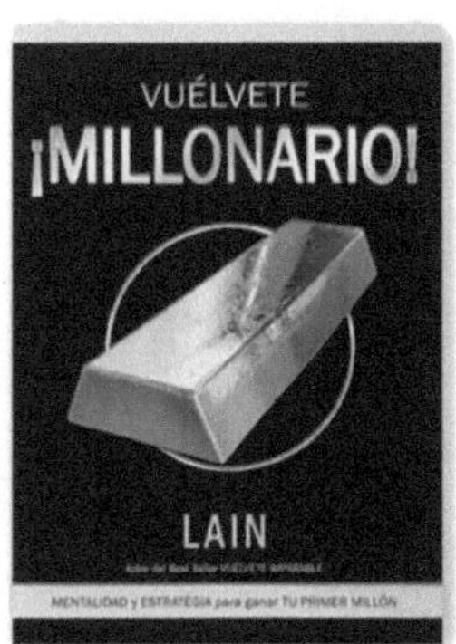

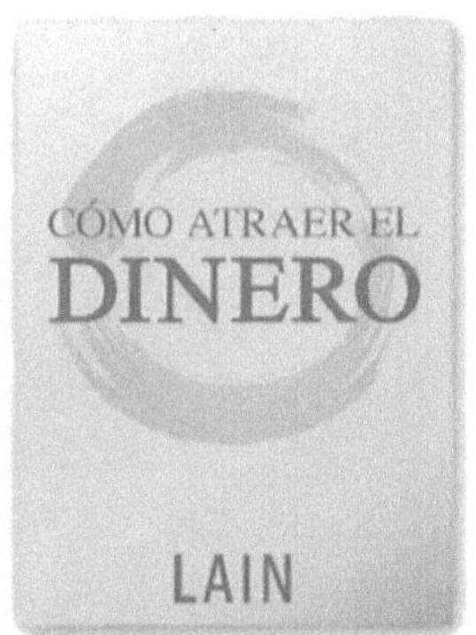

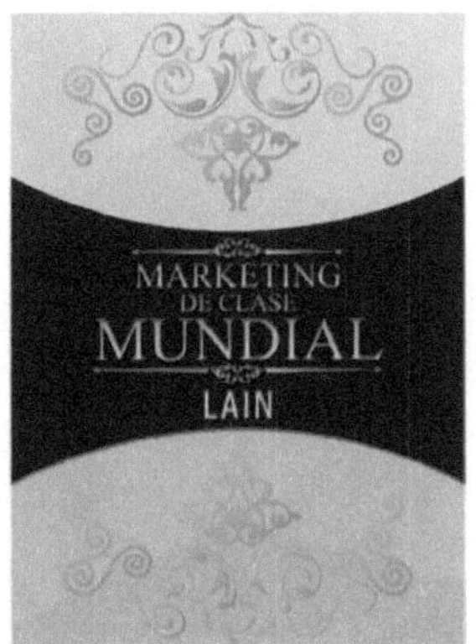

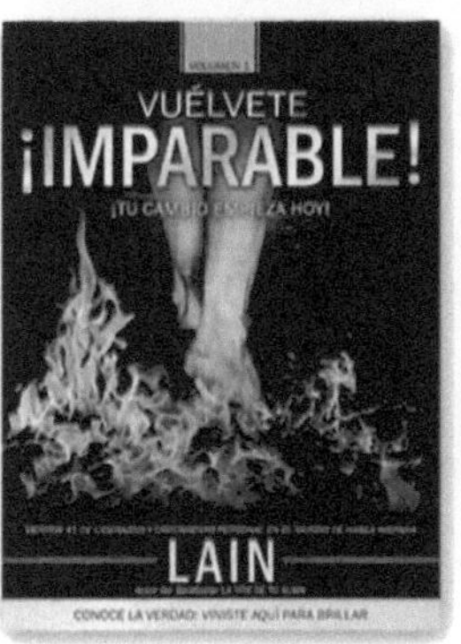

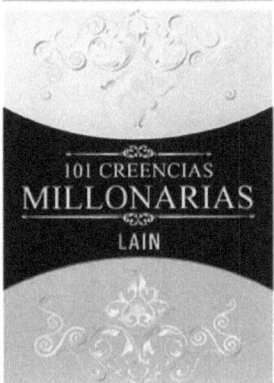

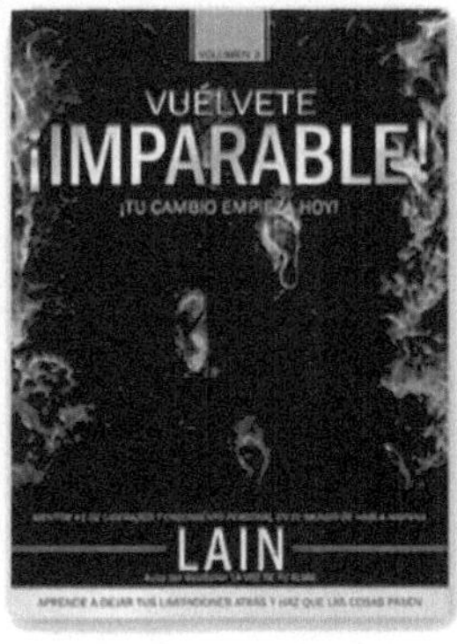

Entra en la web www.laingarciacalvo.com y continúa tu aprendizaje.

INTENSIVO ¡VUÉLVETE IMPARABLE!

Vive la EXPERIENCIA que ha transformado la vida de más de 55.000 personas en más de 20 países en todo el mundo.

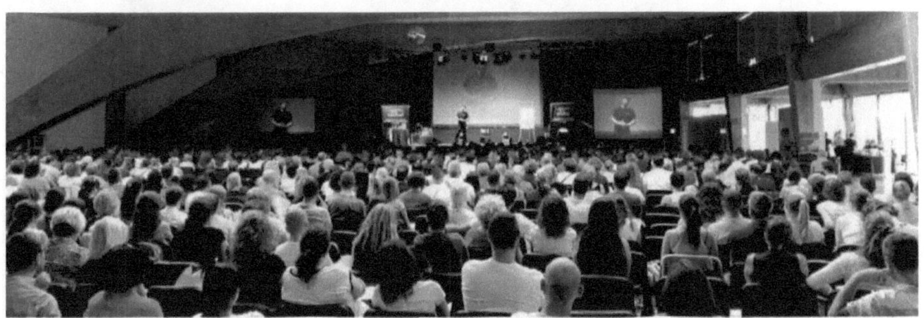

Esto es lo que dicen algunos de sus participantes en sus REDES SOCIALES después de participar en el evento:

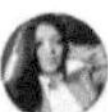

francisalmanzarmk Siiiiii!!! Tengo más energía y vitalidad que nunca!!!! Hace tiempo que no sentía esto!! Tengo mi corazón lleno de entusiasmos y júbilo. Al final del evento no me quería ir... y no quería que se acabara quería más y más!! Una pasada.. lain eres lo máximo... @laingarciacalvo @vuelveteimparable

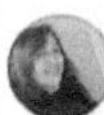

blancareyesdoria Wowwww estoy tan energética, entusiasmada, full de todoooo. Venir al Evento desde Perú es una Gran gran Bendición. La voz de mi alma me dijo que siiii, a pesar de las dificultades muy muy agradecida y a transformarme mássss y voy hacia mi obseción. Te AMO

33 min 1 Me gusta Responder

Lorena Velado

Desde luego q es cierto. Mi segundo evento y cada vez más brutal. Llegué con muy poca energía alli, y salí super energizada al finalizar el primer día del evento. Hasta ahora siguió super arriba, exagerado. No paro de hacer cosas que me llevan a mi objetivo y se me ocurren un montón de ideas buenas q está acelerando el proceso. He tomado conciencia de muchos pasos q tengo q dar en esa dirección q me eran invisibles hasta ahora. A desengramar todo el mundo. Un abrazo grande, maestro. Eres un crack.

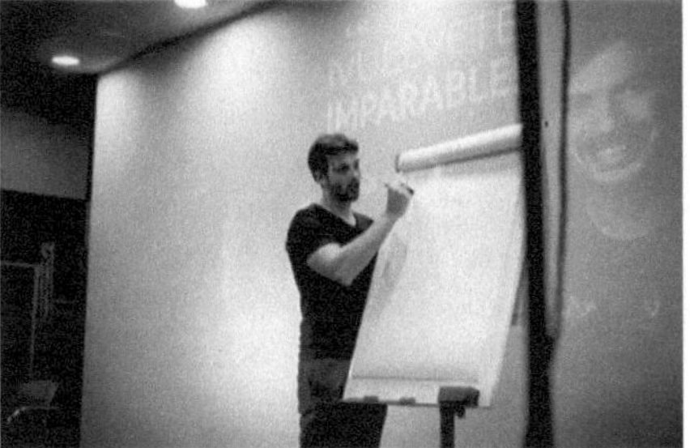

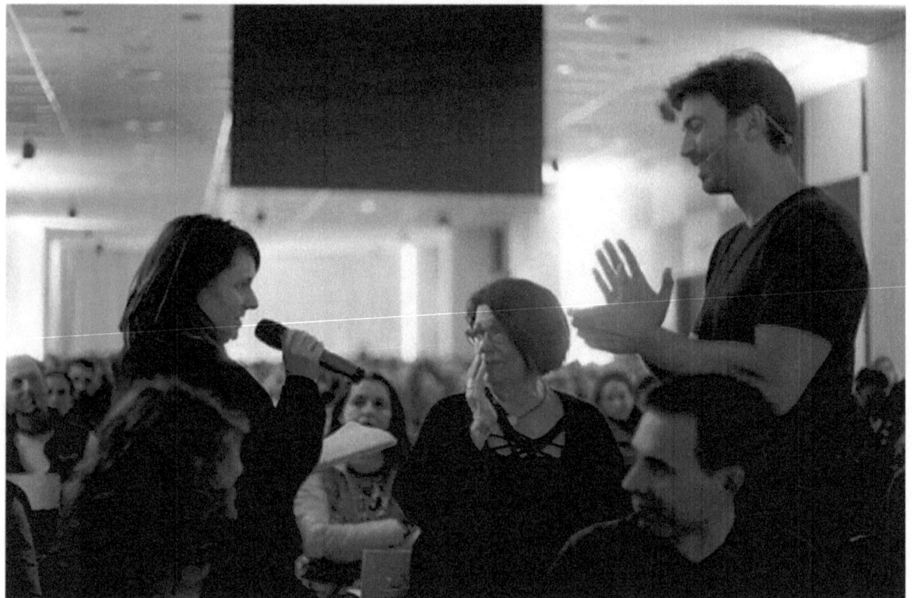

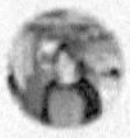

Cristina Dopazo Soage · 1:10 Buen día !!!!estoy súper activa ayer después del vuelo aún repase todo y hoy a las 6 de la mañana estaba despierta espectacular jjajaa y ahora con mi libreta para 40 días de organizar y a por todas mi Segundo evento y deseo ir a más, cada evento me aporta unas cosas distintas y sano muchísimo como dices si no nombras la enfermedades se van bueno están pero al no darles atención se van lo comprobé este año sin medicamento y voy mucho mejor gracias lain

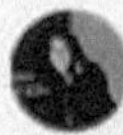

Kris Soler · 0:00 Hola Lain y a todos los imparables! Si, es totalmente cierto! Después de pasar muchísimas horas en el evento puedo decir y confirmar que no sentía cansancio, todo lo contrario, una energía brutal y el día siguiente, el lunes, mi actividad fue mucho más grande que lo que venía siendo! He tomado acción masiva y estoy comprometida conmigo y con mis sueños al 200%!! Aún puedo sentir todas las vibraciones de este fin de semana pasado. Creando nuevos hábitos y rompiendo moldes!!! SI SE PUEDE! Gracias gracias gracias 😍😊

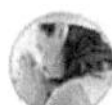

tuty_org Gracias Lain por dos días de profundidad e intención, anclajes y acción. Transformación profunda, se quedan cortas las palabras. Impecabilidad y ejemplo. Un equipo increíble de imparables sosteniendo y poniéndose al servicio. La contribución que estás haciendo va más allá de lo que podamos ver. Se siente en el corazón. Tu sueño es un hecho. Estoy feliz de estar en Mi primer bestseller, anclando hoy y reafirmándome en La voz de mi Alma. Voy a hacer mucho ruido @laingarciacalvo y tú me vas a mentorear. Honrada y bendecida por tantos regalos. Gracias gracias gracias #soyimparable

11 h 1 Me gusta Responder

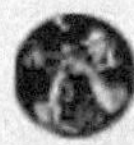

Kike Morillas · 0:02 Lain soy kike de Granada, el trompetista, pareja de Sandra Bonal. Enhorabuena por todo lo que nos has transmitido en este fin de semana. Agradecerte a ti por organizar estos eventos y darnos la oportunidad de conocer las herramientas que debemos utilizar en la vida para lograr nuestros sueños. También agradecer a cada una de las personas que han asistido y por transmitir tanta buena energía al colectivo. Brutal.

Decirte que es verdad que tenemos más vitalidad y estamos menos cansados. A parte de eso mi pareja y yo, justo estos dos días después del evento hemos vivido experiencias con gente desconocida alucinantes que son pruebas reales de que los principios que nos has enseñado son ciertos y funcionan.

A seguir seguir seguir seguir hasta que ganemos la partida de nuestra vida😊💪💪💪💪💪

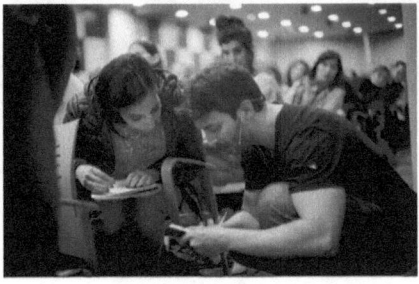

Fin de semana lleno de emoción y gente imparable.. cumpliendo sueños rodeada de los mejores, y ahora ...a seguir cumpliendo más sueños!! Gracias a todos por toda la magia y energía que me habéis aportado, un verdadero placer !!!💪💪❤🍊💰🤓😍🤫😄💪🔥🌟
#imparables#LainGarciaCalvo#eventovuelveteimparable#lavozdetualma

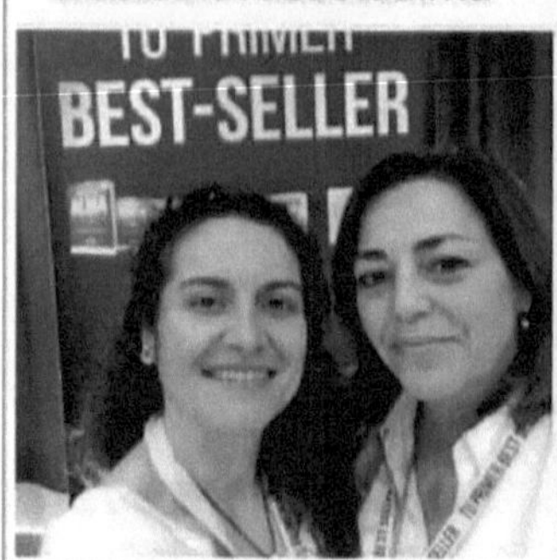

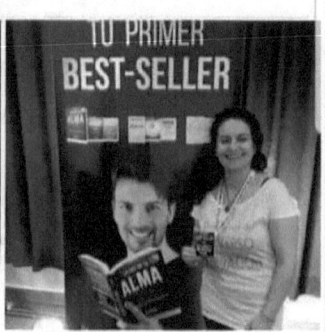

Un antes y un después, tras el paso por el evento... y un grupo de amigos y conocidos que te han abierto el corazón en dos dias...sin palabras!!! O si...Imparables!!!!gracias, gracias, gracias 💪👄👄

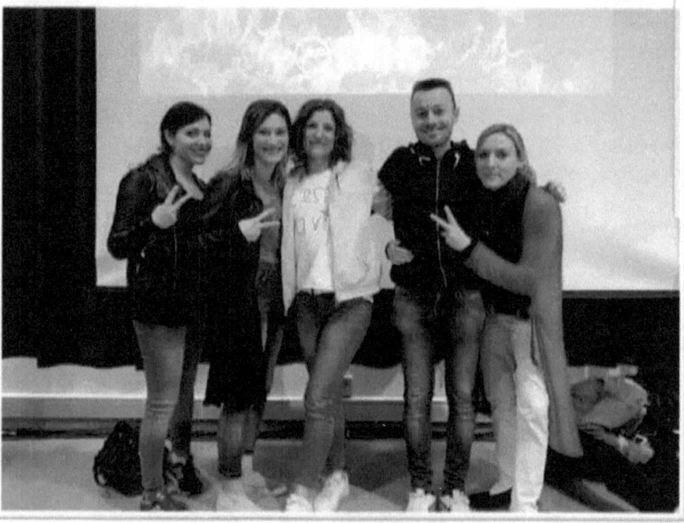

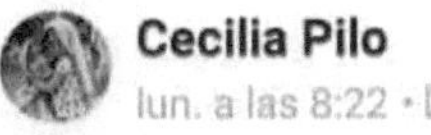

Cecilia Pilo
lun. a las 8:22 ·

Indescriptible!!!.. Gracias Universo!!!
Gracias Lain!! Gracias Tere!! Gracias a cada uno del equipo, gracias a cada uno de por imparables porque su energía ha cambiado mi vida.
#vuelveteimparable, #joselepadilla; #robinsongonzalez, Marta Gimenez; Cecilia Pilo

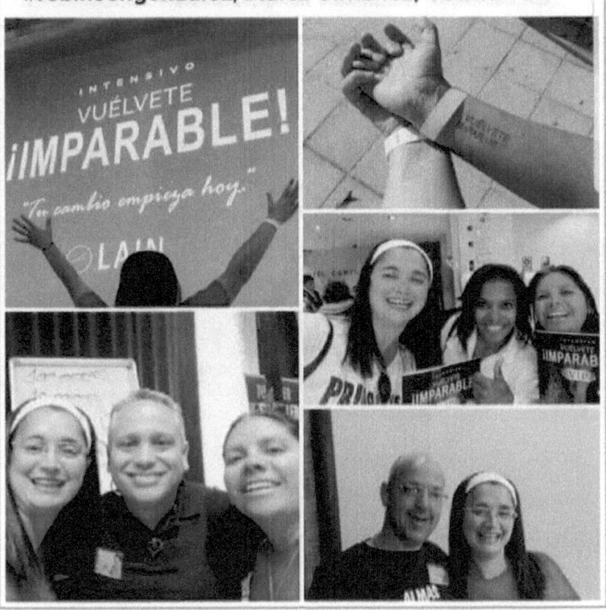

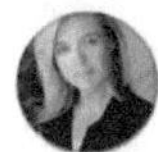

mjoserossello Estar allí, VIVIRLO y VIBRAR de la manera que allí se hizo. Mis seres queridos me piden les explique, les digo que no sé puede explicar con palabras, hay que VIVIRLO! El componente humano, maravilloso, la cantidad de casualidades que se iban produciendo, las sinergias... Decir también que por primera vez en mucho tiempo me sentí yo misma, me sentí en CASA. Nos vemos en el siguiente!! GRACIAS GRACIAS GRACIAS

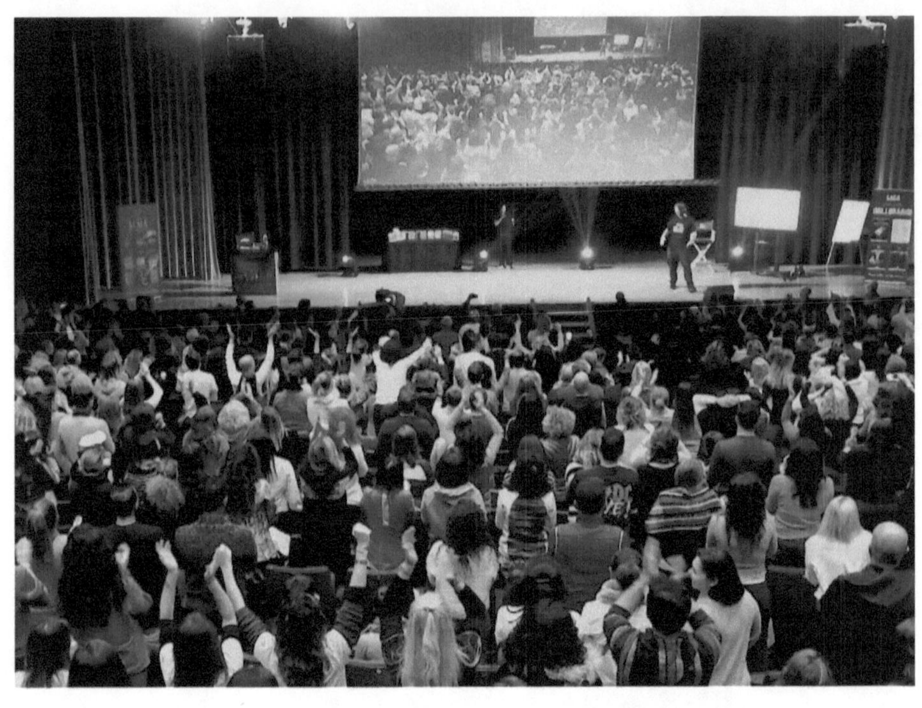

¡No dejes que te lo cuenten!

Obtén más información ahora en: www.intensivovuelveteimparable.com

o escribe un WHATSAPP a +34 686559256 Y RESERVA TU ENTRADA,

¡SE AGOTAN LAS ENTRADAS ENSEGUIDA!

"Cualquier cosa que veamos con ojos físicos,
antes se ha tenido que ver con los ojos de la FE"

LAIN

GRACIAS GRACIAS GRACIAS

TE AMO

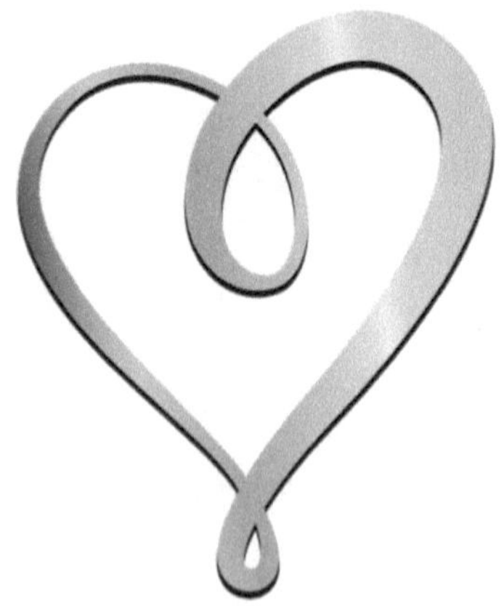

¿Puedo pedirte un inmenso favor?

Envíame tu experiencia con la lectura y las bendiciones que han llevado a tu vida los libros de la saga de LA VOZ DE TU ALMA.

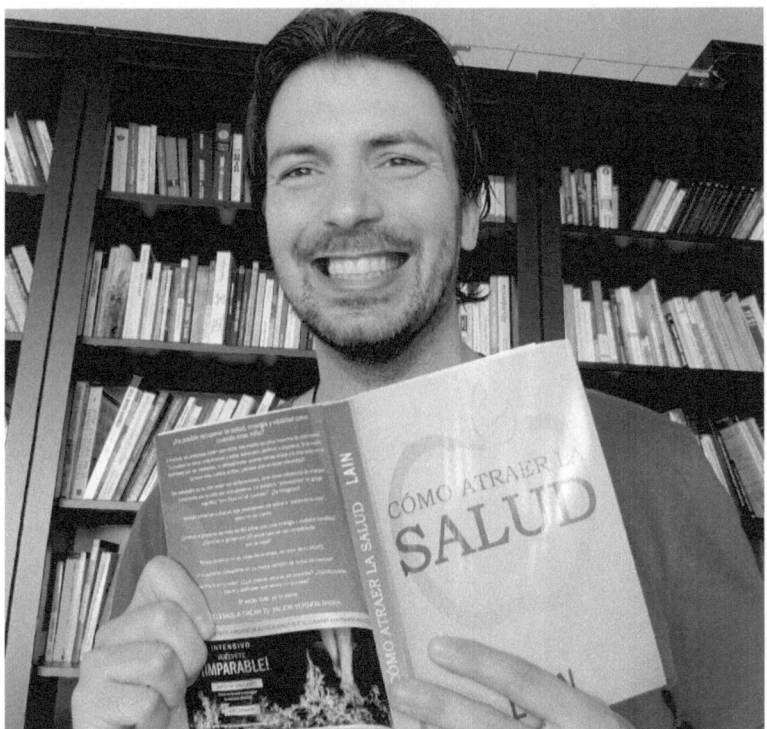

Sólo **<u>tres simples pasos:</u>**

1. Hazte una **FOTO** con el libro.

2. Escribe tu experiencia y cómo te ha bendecido y ayudado la lectura.

3. Envíamela por **email** a laingarciacalvo@gmail.com

Me encantará conocerte y saber de qué forma ha mejorado tu vida.

GRACIAS GRACIAS GRACIAS

TE AMO

Sigámonos en las REDES SOCIALES:

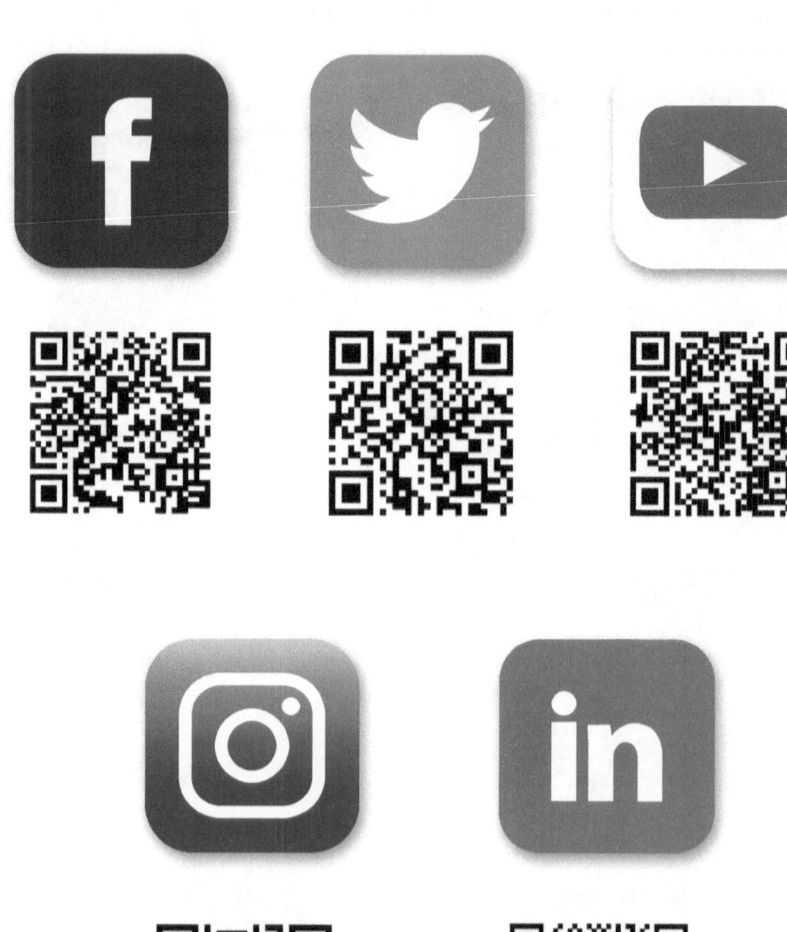

www.ingramcontent.com/pod-product-compliance
Lightning Source LLC
Chambersburg PA
CBHW031824170526
45157CB00001B/170

* 9 7 8 1 0 7 9 4 5 1 0 3 0 *